J. Sehouli, D. Könsgen, G. Oskay,
I. Katsares, W. Lichtenegger

Wolfgang Mey

Handbuch Klinische Studien

Ein Ratgeber für Ärzte und Studienschwestern (Study Nurses)

2. Auflage

Mit Beiträgen von
P. Förtig, E. Heidrich-Lorsbach, I. Katsares, C. Klapp, C. Knabe, D. Könsgen, W. Lichtenegger, M. Lorsbach, G. Oskay, I. Santjer-Schnabel, J. Sehouli, A. Wolf

Mit 16 Abbildungen und 5 Tabellen

akademos

Für die Verfasser
OA Dr. med. Jalid Sehouli
Klinik für Frauenheilkunde
und Geburtshilfe
Charité - Universitätsmedizin Berlin
Campus Virchow-Klinikum
Augustenburger Platz 1
D-13353 Berlin

Die Deutsche Bibliothek – CIP-Einheitsaufnahme
Ein Titeldatensatz für diese Publikation ist bei
»Der Deutschen Bibliothek« erhältlich

Gestaltung
b**b** gestaltung, Berlin

Langensaal 6a, 22559 Hamburg
www.akademos.de

2. Auflage 2005

ISBN 3-934410-66-9

Autorenverzeichnis

Dr. med. Peter Förtig
Essex Pharma GmbH
Thomas-Dehler-Straße 27
D-81737 München

Dr. Elke Heidrich-Lorsbach
Alcedis GmbH
Winchester-Str. 2
D-35394 Gießen

Ionna Katsares
Charité Campus Virchow-Klinikum,
Universitätsmedizin Berlin
Klinik für Frauenheilkunde und Geburtshilfe
Augustenburger Platz 1
D-13353 Berlin

Dr. med. Christine Klapp
Charité Campus Virchow-Klinikum,
Universitätsmedizin Berlin
Klinik für Geburtsmedizin
Augustenburger Platz 1
D-13353 Berlin

Cornelia Knabe
Charité Campus Virchow-Klinikum,
Universitätsmedizin Berlin
Klinik für Frauenheilkunde und Geburtshilfe
Augustenburger Platz 1
D-13353 Berlin

Dominique Könsgen
Charité Campus Virchow-Klinikum,
Universitätsmedizin Berlin
Klinik für Frauenheilkunde und Geburtshilfe
Augustenburger Platz 1
D-13353 Berlin

Prof. Dr. Werner Lichtenegger
Charité Campus Virchow-Klinikum,
Universitätsmedizin Berlin
Klinik für Frauenheilkunde
und Geburtshilfe
Augustenburger Platz 1
D-13353 Berlin

Michael Lorsbach
Alcedis GmbH
Winchester-Str. 2
D-35394 Gießen

Gülten Oskay
Charité Campus Virchow-Klinikum,
Universitätsmedizin Berlin
Klinik für Frauenheilkunde
und Geburtshilfe
Augustenburger Platz 1
D-13353 Berlin

Dr. Ina Santjer-Schnabel
Alcedis GmbH
Winchester-Str. 2
D-35394 Gießen

Dr. med. Jalid Sehouli
Charité Campus Virchow-Klinikum,
Universitätsmedizin Berlin
Klinik für Frauenheilkunde
und Geburtshilfe
Augustenburger Platz 1
D-13353 Berlin

Astrid Wolf
Nollendorfer Str. 19
D-07743 Jena

	Vorwort	**9**
1	**Einführung** Sehouli, Lichtenegger	**11**
2	**Die klinische Studie** Heidrich-Lorsbach, Sehouli, Santjer-Schnabel	**19**
2.1	Definitionen	**20**
2.2	Qualifikation und Rolle des Leiters der klinischen Prüfung, des Prüfers und der Studienschwester	**25**
3	**Gesetzliche Anforderungen** Heidrich-Lorsbach, Förtig, Santjer-Schnabel, Sehouli	**33**
3.1	Arzneimittelgesetz und ICH-GCP-Leitlinien	**35**
3.2	Deklaration von Helsinki	**38**
3.3	Berufsordnung für deutsche Ärzte	**38**
3.4	Datenschutzgesetz und Wahrung der ärztlichen Schweigepflicht	**39**
3.5	Zusammenfassung	**40**
4	**Behördliche Erfordernisse** Heidrich-Lorsbach, Förtig, Santjer-Schnabel, Sehouli	**43**
4.1	Anrufung einer Ethikkommission	**44**
4.2	Vorlage von Unterlagen bei der Bundesoberbehörde	**47**
4.3	Anzeige der Prüfung bei Überwachungsbehörden	**48**
5	**Von der Studieninitiierung bis zum Abschlussbesuch** Heidrich-Lorsbach, Santjer-Schnabel, Sehouli	**51**
5.1	Standard Operating Procedures	**52**
5.1.1	Einführung	**53**
5.1.2	Verantwortlichkeiten	**54**

5.1.3 Inhalte 55
5.2 Prüfarztordner 57
5.3 Zentrumsinitiierung 58
5.3.1 Pre-Study Visit – Pre-Study Contact 58
5.3.2 Initiierungsbesuch 59
5.4 Monitoring Visit 59
5.4.1 Quelldatenvergleich 60
5.4.2 Umgang mit Rückfragen 62
5.4.3 Was bedeutet Drug Accountability? 63
5.5 Abschlussbesuch 64
5.6 Inspektionen 64

6 Studiendokumentation 65
Heidrich-Lorsbach, Santjer-Schnabel, Lorsbach
6.1 Anforderungen an eine gute Dokumentation 66
6.2 Papierdokumentation – elektronische Dokumentation 67
6.3 Häufig auftretende, vermeidbare Fehler 71

7 Arzt-Patienten-Kommunikation 75
Sehouli
7.1 Allgemeines zum Arzt-Patienten-Verhältnis 76
7.1.1 Angst vor den Worten »Krebs« und »Studie« 76
7.1.2 Wahrhaftigkeit am Krankenbett 80
7.1.3 Bedeutung von Studien für Patienten 81
7.2 Psychologische Aspekte der therapeutischen Maßnahmen 82
7.2.1 Chirurgie 82
7.2.2 Strahlen- und Chemotherapie 83
7.3 Subjektive Krankheitstheorien 84

8 Arzt-Patienten-Gespräch 89
Sehouli, Klapp, Katsares
8.1 Prinzipielle Aspekte für das Arzt-Patienten-Gespräch 90

8.1.1 Allgemeine Grundsätze 90
8.1.2 Gesprächsführung 90
8.2 Checkliste für das Aufklärungsgespräch 91
8.3 Wie motiviere ich Patienten zur Teilnahme an klinischen Studien? 92
8.4 Gründe der Nichtteilnahme an Studien und des Studienabbruchs aus Sicht des Patienten 95
8.5 Gründe der Nichtteilnahme an Studien aus Sicht der Kliniken 104
8.6 Der »schwierige Patient« 109
8.7 Wie erkläre ich »Randomisation«? 110
8.8 Psychosomatische Aspekte der Aufklärungssituation und der Überbringung schlechter Nachrichten bei Karzinompatienten 113
8.9 Aufklärungsstrategien in der Literatur 123

9 Anhang 131
Sehouli, Oskay, Könsgen, Heidrich-Lorsbach, Wolf, Knabe
9.1 Tipps für den Prüfarzt zur Optimierung des Studienmanagements 132
9.1.1 Vor Beginn der Studie 132
9.1.2 Während der Studie 134
9.1.3 Nach der Studie 138
9.1.4 Checklisten 138
9.2 Rolle der Study Nurse 140
9.3 Checkliste Erforderliche Antragsunterlagen für Studien nach der 12. AMG-Novelle 152
9.4 Checkliste Patienteninformation 153
9.5 Checkliste Einwilligungserklärung 158
9.5.1 Allgemeine Hinweise zum erforderlichen Inhalt der Einwilligungserklärung 158
9.5.2 Muster für eine Einwilligungserklärung (Beispiel Studie zur Chemotherapie) 159
9.6 Allgemeine Informationen zu Studien (Faltblatt für Ihre Patienten) 161
9.7 Deutsche Fassung der Deklaration von Helsinki 164

9.8 Auszüge aus dem Arzneimittelgesetz (Stand 2004) **173**
9.9 Verordnung über die Anwendung der Guten Klinischen Praxis bei der Durchführung von klinischen Prüfungen mit Arzneimitteln zur Anwendung am Menschen (GCP-Verordnung – GCP-V) 9. August 2004 **193**
9.10 Auszüge aus der (Muster-)Berufsordnung für die deutschen Ärztinnen und Ärzte (Stand 2004) **227**

10 Fragen und Antworten **241**
Heidrich-Lorsbach, Sehouli, Oskay

Literaturverzeichnis **251**

Glossar und Abkürzungsverzeichnis **259**

Register **273**

Vorwort

ICH-GCP, die harmonisierte Leitlinie für die Europäische Union, Japan und die USA, ist am 17. Januar 1997 in Kraft getreten. Zur Angleichung der Rechts- und Verwaltungsvorschriften der EU-Mitgliedstaaten über die Anwendung der »Good Clinical Practice« bei der Durchführung von klinischen Prüfungen mit Humanarzneimitteln wurde vom Europäischen Parlament im Jahr 2000 die EU-Direktive verabschiedet. Während die ICH-GCP als Leitlinie bisher nur »empfehlenden Charakter« hatte und nationales Recht vorrangig war, hat die EU-Direktive verbindlichen Charakter und muss von den Mitgliedsstaaten bis Mai 2004 in nationales Recht umgesetzt werden. Dies geschieht in einer Novellierung des Arzneimittelgesetzes.

Diese gesetzliche Änderung nutzten wir zum Anlass für eine Neuauflage unseres erfolgreichen Studienhandbuches. Neben der detaillierten Einarbeitung der AMG-Novelle wurden alle Kapitel unter Berücksichtigung der aktuellen Literatur komplett überarbeitet.

Neu in das Buch aufgenommen wurden die Kapitel zu den gesetzlichen Anforderungen, der Studiendokumentation, der Rolle der Study Nurse und zur Übermittlung schlechter Nachrichten (»Breaking Bad News«). Eine Lernkontrolle kann durch die im Anhang des Buches befindliche Fragensammlung aus eigenen Zertifizierungskursen für ärztliche Studienkoordinatoren und Studienschwestern erfolgen.

Über das sehr große Echo zur 1. Auflage haben wir uns sehr gefreut und hoffen, mit der 2. Auflage einen wichtigen Beitrag zur Optimierung von klinischen Studien in Deutschland leisten zu können.

Für Kommentare und Anregungen sind wir weiterhin dankbar!

Berlin, im November 2004

Jalid Sehouli

Werner Lichtenegger

1 Einführung

Die Onkologie erfährt in den letzen Jahren eine rasante Entwicklung neuer multimodaler Therapiekonzepte, die sich in Form von klinischen Studien widerspiegeln. Die Behandlung von Patienten in klinischen Studien führt nicht nur zu einer größeren Transparenz und einer notwendigen Qualitätssicherung onkologischer Therapiekonzepte, sondern, wie die Arbeitgruppe um M. Gnant nachweisen konnte, auch zu einer Verlängerung der Lebenszeit (Abb. 1) (ABC-SG-Austria, Gnant 2000).

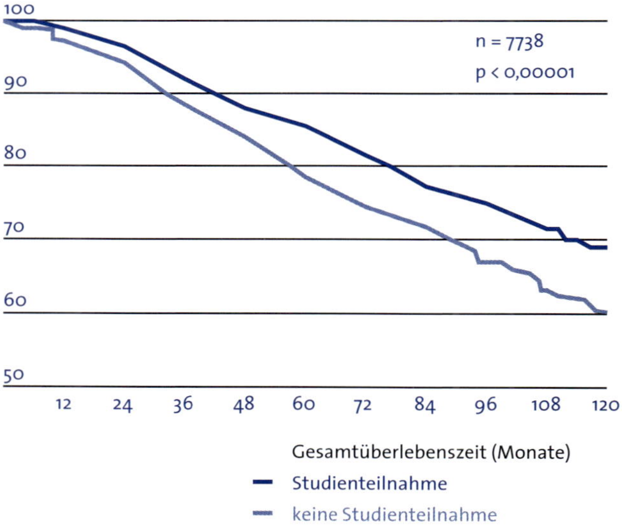

Abb. 1: ASCO-2000-Präsentation: Einfluss der Teilnahme an randomisierten klinischen Studien auf die Überlebenswahrscheinlichkeit von Frauen mit Mammakarzinom im Frühstadium (T I und T II) – eine Auswertung von 7985 Patientinnen (mod. nach Gnant 2000)

Gnant und Mitarbeiter verglichen in einer Analyse insgesamt 5773 Patientinnen mit Mammakarzinom, die innerhalb von klinischen Studien behandelt wurden, mit 1965 Patientinnen mit der gleichen Erkrankung, die außerhalb von Studien, aber nach Standardempfehlungen therapiert wurden. Die Verteilung der bekannten Risiko- und Prognosefaktoren war in beiden Gruppen ähnlich. Von den Patientinnen, die innerhalb klinischer Studien betreut wurden, überlebten 84% mehr als 5 Jahre; von den Frauen, die nach allgemeinen Standards außerhalb von klinischen Studien behandelt wurden, waren es hingegen nur 78%. Auch nach 10 Jahren waren die Überlebensraten für Patientinnen innerhalb von Studien deutlich besser.
Auch du Bois und Koautoren (2001) unterstreichen den Vorteil für Patienten, die im Rahmen von Studien behandelt werden. Nach ihrer Analyse zur Behandlung des primären Ovarialkarzinoms hatten Patientinnen, die in einer an Studien teilnehmenden Klinik behandelt wurden, eine signifikant höhere Chance auf eine optimale sowohl operative als auch zytostatische Therapie. Dagegen erhielten nur 58% der Patientinnen in Kliniken, die sich nicht an der Durchführung von Studien beteiligten, eine Chemotherapie gemäß den derzeitigen Leitlinien. Somit beschreibt die Teilnahme an Studien auch die Qualität einer Klinik (Abb. 2,3).

Nur im Rahmen kontrollierter wissenschaftlicher Untersuchungen ist es möglich, neue Therapiekonzepte zu entwickeln und so geeignete Instrumente für eine Qualitätssicherung zu schaffen. i

Der Vorteil einer Behandlung im Rahmen von klinischen Studien wird auch zunehmend von Patienten und Selbsthilfegruppen erkannt; Patienten fragen zunehmend ihren behandelnden Arzt nach der Teilnahme an Studien. Diesen Trend müssen Ärzte in ihrer klinischen Arbeit mit berücksichtigen. Dabei geht es den Patienten nicht nur darum, Zugang zu einer modernen Krebstherapie zu erhalten, sondern auch einen (Eigen-)Beitrag für die Weiterentwicklung der Krebstherapie leisten zu können, der in der Zukunft von anderen Patienten genutzt werden kann.

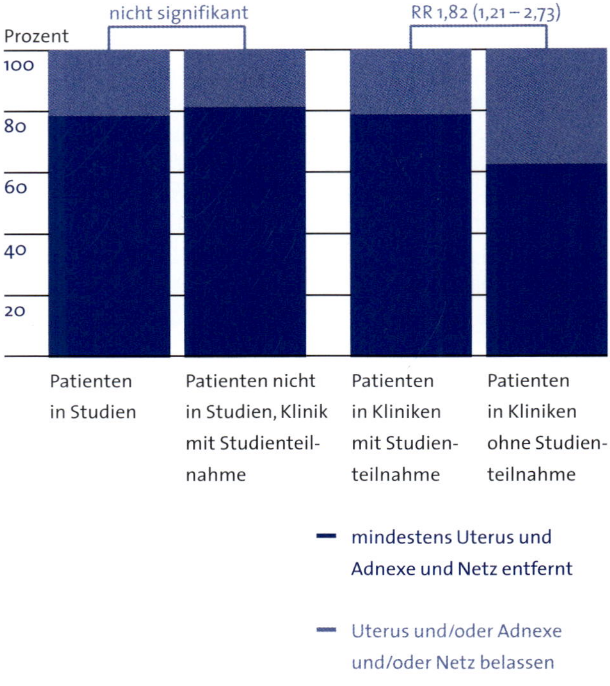

Abb. 2: Einfluss der Studienteilnahme auf die Qualität einer Standardoperation beim Ovarialkarzinom.
RR: relatives Risiko; in Klammern: 95 %-Konfidenzintervall

Das Aufklärungsgespräch ist von zentraler Bedeutung, dies wird so auch von den beteiligten Ärzten gesehen (Abb. 4). Die Aufklärung des Patienten zur Teilnahme an klinischen Studien ist wie jede Aufklärung zu Diagnose, Therapie oder Prognose alleinige Aufgabe des Arztes. Dabei sollte er vom gesamten medizinischen und sozialen Team unterstützt werden. Obwohl die Aufklärung zu den wichtigsten Aufgaben des Arztes im klinischen Alltag gehört, wird dieses Thema in der medizinischen Ausbildung nur unzureichend berücksichtigt. Auch die Forschung beschäftigt sich bisher nur marginal mit der systematischen Bearbeitung dieses komplexen Themas. Selbstverständlich sind die Grundprinzipien und Empfehlungen für das Aufklärungsgespräch zu klinischen Studien nicht anders zu bewerten als die für das »Routinegespräch« zu einer Untersuchung, Operation oder Chemotherapie außerhalb klinischer Studien.

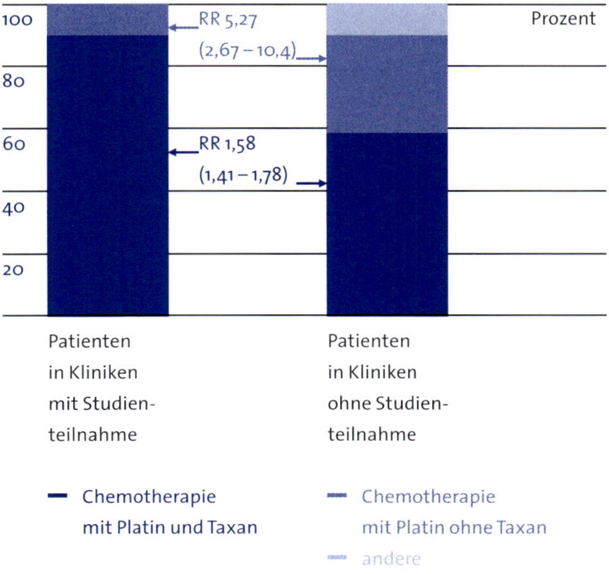

Abb. 3: Einfluss der Studienteilnahme auf die Qualität einer Standardchemotherapie beim Ovarialkarzinom. RR: relatives Risiko; in Klammern: 95 %-Konfidenzintervall

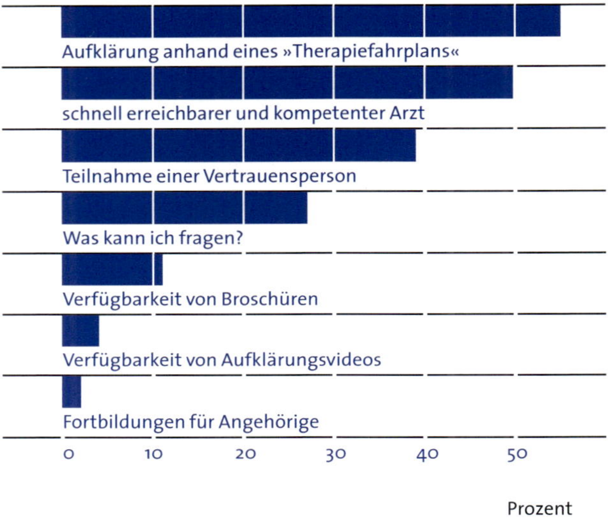

Abb. 4: Von welcher Maßnahme versprechen Sie sich am meisten für eine gute Patientenaufklärung und Patientenbeteiligung in der Therapie? (Bitte kreuzen Sie maximal zwei Möglichkeiten an.) (Sehouli et al. (d) 2004)

Das vorliegende Buch wurde konzipiert auf Basis eines Workshops der Nord-Ostdeutschen Gesellschaft für Gynäkologische Onkologie zum Thema »Wie motiviere ich Patienten zur Teilnahme an klinischen Studien?«, an dem Angehörige verschiedener medizinischer Disziplinen (Gynäkologie, Innere Medizin, Psychosomatik) sowie ein Krebspatient als Vertreter einer Selbsthilfeorganisation teilnahmen. Es soll für die Besonderheiten des Aufklärungsgesprächs sensibilisieren und die einzelnen Abläufe klarer und bewusster machen. Es will und kann nicht als starres Schema verstanden werden, sondern soll vielmehr einen Leitfaden, eine Diskussionsgrundlage und eine Orientierungshilfe darstellen.

Eine Umfrage an Kliniken, die nicht an Studien der AGO und der NOGGO zum Ovarialkarzinom teilnehmen, hat ergeben, dass besonders Probleme der Infrastruktur (z.B. zu wenig Zeit für zusätzliche Aufklärung und Dokumentation), aber auch fehlendes Know how als Hauptgründe für eine Nichtteilnahme angegeben wurden (Sehouli et al. (e)).
Hier greift das vorliegende Buch an und möchte seinen Beitrag zur Therapieoptimierung leisten.
Wir bitten, uns weiterhin Kommentare und Anregungen mitzuteilen, denn nur durch einen intensiven Erfahrungsaustausch ist eine weitere Optimierung des Arzt-Patienten-Gespräches zu erzielen.

2 Die klinische Studie

Studie

i **Bei einer Studie handelt es sich um eine systematische Prüfung, in der wissenschaftlicher Erkenntnisgewinn eindeutig im Vordergrund steht.**

Eine Studie dient der Beantwortung einer wissenschaftlichen Fragestellung, die bisher nicht oder nur unzureichend beantwortet werden konnte.
Das Studienprotokoll (Prüfplan) beschreibt und systematisiert detailliert die wissenschaftliche Rationale, die Prüfsubstanz (Wirkungs- und Nebenwirkungsprofil) und deren Applikation sowie die Ein- und Ausschlusskriterien.
Eine separate Probanden(Patienten)versicherung wird abgeschlossen. Das Studienprotokoll mit Muster für Patienteninformation und Einwilligungserklärung wird vor Beginn der Studie der zuständigen Ethikkommission zur Begutachtung und Genehmigung vorgelegt. Der Beginn der Studie und die Mitarbeit der Prüfärzte werden der Regierungsbehörde gemeldet. Die Durchführung einer Studie erfolgt in Zentren, die eine entsprechende Qualifikation erworben haben und bestimmte gesetzliche Voraussetzungen erfüllen.
In der Arzneimittelentwicklung werden verschiedene Phasen von Studien unterschieden:

- Phase I: Hierbei steht die Frage nach der prinzipiellen Machbarkeit (feasibility) im Vordergrund. Neben Daten zur Pharmakokinetik und Pharmakodynamik wird in den meisten Phase-I-Studien die Dosisfindung (Bestimmung der maximal tolerablen Dosis) vorgenommen. »Geht es überhaupt?«
- Phase II: Hier werden erste Ergebnisse zur Wirksamkeit erhoben. »Gibt es eine Wirkung?«
- Phase III: In der Phase III wird der Nutzen von neuen Medikamenten bestimmt. Außerdem werden Spättoxizitäten und Langzeitergebnisse untersucht. In der Regel

wird der Vergleich in Form eines randomisierten Studiendesigns (Standardbehandlung vs. Studientherapie) durchgeführt. »Wie ist die Wirkung? Wie ist die Verträglichkeit? Ist es besser als die bisherige Standardtherapie?«
- Phase IV: Dies ist eine Phase der Therapieoptimierung nach Zulassung der Substanz für die beantragte Indikation. »Kann die Behandlung noch verbessert werden (z.B. durch Änderung des Behandlungsregimes)?«

Im wissenschaftlichen Alltag werden diese Abgrenzungen der einzelnen Studienphasen I bis IV häufig unscharf und unterschiedlich deklariert. Daher sollten stets die Methodik und die Fragestellung einer Studie zur Charakterisierung in den Vordergrund gestellt werden, nicht die Phase.

Therapieheilversuch

Mit Therapieheilversuch ist der individuelle Therapieversuch mit einer oder mehreren Substanzen außerhalb der zugelassenen Indikation gemeint, da andere Therapieoptionen nicht bestehen. Der Therapieheilversuch stellt einen therapeutischen Notstand dar und ist gesetzlich durch §34 StGB formuliert. i

Für den Therapieheilversuch existiert kein Studienprotokoll. Es ist auch nicht zulässig, dass der Arzt plant, eine bestimmte Anzahl von Patienten im Rahmen des individuellen Therapieheilversuches zu behandeln und diese Ergebnisse als Studie zu publizieren. Der individuelle Therapieheilversuch an sich kann vom Arzt veröffentlicht werden. Grundvoraussetzung eines individuellen Heilversuches ist die umfassende Aufklärung des Patienten durch den Arzt und das Fehlen von Standardtherapien.

Anwendungsbeobachtung

i

Unter einer Anwendungsbeobachtung wird eine Dokumentation von Therapieergebnissen verstanden, wobei das betreffende Medikament in der zugelassenen Indikation und nach der zugelassenen Dosisempfehlung verabreicht wird.

Die Anwendungsbeobachtung (AWB) ist keine Studie, es besteht kein Studienprotokoll. Die durchzuführende Behandlung darf nicht durch die Anwendungsbeobachtung beeinflusst werden, bei der AWB wird nur »über die Schulter des Therapeuten und Therapierten geschaut«, ohne die Behandlung durch die AWB (Beobachtung!) zu beeinflussen. Hierbei dürfen nur zugelassene Substanzen eingesetzt werden. Für die Durchführung einer AWB muss eine behördliche Genehmigung vorliegen. Die Ergebnisse sind vom Hersteller des jeweiligen Medikamentes zu veröffentlichen.
Anwendungsbeobachtungen können wichtige Informationen liefern, z.B. zu seltenen Nebenwirkungen, die in den Studien noch nicht beobachtet wurden, und zur Umsetzung der auf der Zulassung basierenden Therapieempfehlungen im klinischen Alltag. Sie sind nur zur breiten Erhebung von Wirksamkeits- und Verträglichkeitsdaten einer Substanz in der zugelassenen Indikation möglich und mit dem zugelassenen Regime (Dosis, Schedule, Regime; s. Glossar).

Was bedeutet »Good Clinical Practice«?

Good Clinical Practice (GCP) ist ein Qualitätsverfahren für die Durchführung klinischer Studien und dient dem Schutz der Patienten und Probanden. Ferner werden damit Transparenz und Reproduzierbarkeit und somit die Validität einer Studie sichergestellt. Die Kenntnis der GCP-Leitlinien ist eine Grundvoraussetzung für die Durchführung einer klinischen Studie. Ergebnisse aus Studien, die nicht nach diesen Leitlinien durchgeführt

wurden, werden im Allgemeinen als weniger wertvoll, valide und aussagefähig betrachtet.
Die GCP-Leitlinien liefern Verhaltensmaßnahmen für alle an der Studie beteiligten Personen und beinhalten unter anderem folgende Themen: Planung, Durchführung, Monitoring, Audit, Dokumentation und Auswertung. Besonders wird auf die Pflichten des Prüfarztes sowie die Rechte der Patienten und Probanden eingegangen. Betont wird die strikte Einhaltung ethischer Prinzipien, z.B. Freiwilligkeit, die auf der Deklaration von Helsinki beruhen.
Die Durchführung klinischer Studien nach den GCP-Leitlinien ist in vielen Ländern gesetzlich vorgeschrieben.
Seit 1996 liegt eine international anerkannte Version der Internationalen Kommission für Harmonisierung (ICH) zu den GCP-Leitlinien vor (ICH 1996).

Was bedeutet »Monitoring«?

Ein wesentliches Qualitätsmerkmal einer Studie ist es, ob ein sog. Monitor an der Erhebung der Daten in einer Studie beteiligt war (s. auch Kap. 5). Der Monitor einer Studie ist eine vom Studienleiter oder Sponsor beauftragte Person (selten mehrere Personen), die das Studienzentrum regelmäßig telefonisch und persönlich kontaktiert und zusätzlich sicherstellen soll, dass alle Formalien der GCP-Leitlinien ordnungsgemäß eingehalten werden.
Der Monitor führt das Monitoring durch (Source Data Verification). Hierunter wird der systematische Vergleich der Originaldaten (z.B. Befunde von Labor- und Ultraschalluntersuchungen) im Krankenblatt mit dem sog. CRF (File), der Studiendokumentation (Prüfbogen), verstanden.
Notwendige Korrekturen im Prüfplan muss der Prüfarzt selbst – und nicht der Monitor – vornehmen und mit dem aktuellen Datum unterzeichnen.
Das Studienzentrum und der Prüfarzt haben zu verstehen, dass die Überprüfung ihrer Dokumentation nicht zur Kontrolle und Fehlersuche ihrer persönlichen Arbeit dient, sondern die exakte Erhebung valider Studienergebnisse sicherstellen soll. Der Monitor ist an einer guten Zusammenarbeit interessiert und wird den Prüfarzt bei der

Erfüllung seiner Aufgaben stets unterstützen. Da der Monitor in der Regel mehrere Studienzentren gleichzeitig betreut, sollte der Prüfarzt ihn nach seinen Erfahrungen befragen. Damit lassen sich oftmals bereits im Vorfeld häufige Fehler und Probleme vermeiden. Die häufigsten Fehler betreffen in der Regel die Dokumentation, wobei fehlende Angaben überwiegen, die als nicht durchgeführte Untersuchungen klassifiziert werden.
Die Monitorbesuche bilden einen erheblicher Kostenfaktor der Studie. Wenn der Monitor aufgrund schlechter Vorbereitung des Studienzentrums seine Aufgaben nicht erfüllen kann, steigen die Kosten drastisch und können den Fortgang der gesamten Studie gefährden. Außerdem verursachen »schlechte« Monitorberichte über das Studienzentrum logischerweise keinen positiven Eindruck bei den Sponsoren. Dies kann erheblichen Einfluss bei der Vergabe zukünftiger Studien haben. Um den Zeitaufwand beim Monitoring so gering wie möglich zu halten, sind eine gute Vorbereitung und die Anwesenheit des Prüfarztes unverzichtbar. Die meisten Unklarheiten lassen sich durch eine kurze Rücksprache zwischen Monitor und Prüfarzt leicht beheben.
Der Monitor ist dem Prüfarzt sehr dankbar, wenn dieser ihm einen ruhigen Raum zur Verfügung stellt und die zur Überprüfung erforderlichen Unterlagen übergibt. Eine Tasse Tee oder Kaffee verbessert ebenfalls die Arbeitsatmosphäre und hat auch Einfluss auf den Kommunikationsstil.

Was ist ein Audit?

Auch der klinische Audit (Inspektion) dient der zusätzlichen Qualitätskontrolle im Rahmen einer Studie.
Er soll den ordnungsgemäßen Ablauf der Studie nach dem Studienprotokoll und den Leitlinien der Good Clinical Practice überprüfen. Besonderes Augenmerk wird der Wahrung der Patientenrechte und -sicherheit, der Konsistenz der Quelldaten, der Dokumentation und der Einhaltung der jeweiligen Formalitäten gewidmet. Auch die Qualität des Monitors wird beurteilt. Die Inspektion wird

entweder vom pharmazeutischen Unternehmen und/ oder von einer für die Zulassung verantwortliche Behörde (z.B. der FDA in den USA) durchgeführt. Eine Inspektion kann sowohl während als auch nach Ende der Studie erfolgen.
Die Beurteilung des Audits kann bei Nachweis erheblicher Mängel die Zulassung des jeweiligen Präparates gefährden. In der Regel werden Inspektionen angekündigt, daher sollte gewährleistet sein, dass alle notwendigen Unterlagen zur Überprüfung vorbereitet werden und für die Arbeit der Beteiligten ein separater Raum vorhanden ist. Der Prüfarzt muss jederzeit zur Beantwortung anfallender Fragen zur Verfügung stehen.

2.2 Qualifikation und Rolle des Leiters der klinischen Prüfung, des Prüfers und der Studienschwester

Prüfarzt

Grundvoraussetzungen für die Funktion des Prüfarztes sind ausreichende Erfahrungen in der regelrechten und verantwortungsbewussten Durchführung von klinischen Studien. Der Nachweis der Qualifikation als Prüfarzt muss meist in Form eines aktuellen und detaillierten Lebenslaufes belegt werden. Folgende Voraussetzungen sind darüber hinaus zu erfüllen:

- Interesse an wissenschaftlichen Untersuchungen
- Fähigkeit, die Verantwortung für die gesamte Durchführung der Studie zu übernehmen
- genaue Kenntnisse und uneingeschränkte Einhaltung des Arzneimittelgesetzes (AMG) und des Studienprotokolls
- Akzeptanz durch Personal und Kollegium
- ausreichende Zeitressourcen
- Sicherstellung der Zusammenarbeit mit Monitor, Behörden und Sponsor
- Sicherstellung der ordnungsgemäßen Erfassung und Meldung schwerwiegender Nebenwirkungen (Serious Adverse Events = SAE)

- Sicherstellung der ordnungsgemäßen Rekrutierung, Dokumentation und Archivierung aller Studienunterlagen und Originaldaten unter Einhaltung des Datenschutzes

Der Prüfarzt muss:

- Genauigkeit, Vollständigkeit, Lesbarkeit und Aktualität der Daten in den Prüfbögen gewährleisten
- Übereinstimmung der Eintragungen in den Prüfbögen mit den Originalunterlagen gewährleisten
- Änderungen bzw. Korrekturen im Prüfbogen korrekt abzeichnen und datieren
- Studienunterlagen gemäß den gesetzlichen Bestimmungen aufbewahren

Der Prüfarzt muss außerdem dafür sorgen, dass für die Studie eine sog. Probandenversicherung abgeschlossen wurde. In der Regel fordern Ethikkommissionen in Deutschland bereits bei der Einreichung des Studienprotokolls den Nachweis einer Versicherung, die in der Regel für Schäden bis 500000 Euro aufkommt (Haftpflichtversicherung). Auch der Prüfarzt ist gegen durch die Studienmedikation verursachte Schäden versichert. Nicht versichert ist er aber gegen Fahrlässigkeit.
Eine Ausnahme kann die Therapieoptimierungsstudie sein (zugelassene Indikation, keine wesentlichen Veränderungen im Therapieschema). Hierbei ist oftmals eine separate Probandenversicherung nicht notwendig, Schädigungen sind durch den normalen Behandlungsvertrag des Patienten mit dem Krankenhaus abgedeckt. Dies bedarf aber einer schriftlichen Bestätigung der zuständigen Verwaltung und Ethikkommission.
Alle im Rahmen einer klinischen Prüfung beteiligten Mitarbeiter (Principal Investigator, Co-Investigator, Study Nurse etc.), an die prüfungsrelevante Aufgaben delegiert werden, sind in einer regelmäßig zu aktualisierenden Liste mit Namen, Namenskürzel und Originalunterschrift zu erfassen.

Der Prüfarzt ist während der klinischen Prüfung für alle prüfungsbezogenen medizinischen Entscheidungen verantwortlich.

Checklisten für den Prüfarzt

Die folgenden Checklisten sollen dem Prüfarzt als Hilfe bei der Durchführung einer klinischen Prüfung dienen.

- Vor Beginn einer klinischen Prüfung muss der Prüfarzt:
- sich und das ganze Team mit dem Studienprotokoll und der gesamten Prüfdokumentation (Prüfplan, Prüfarztbroschüre, Prüfbögen) und der Prüfmedikation vertraut machen
- den Antrag an die Ethikkommission einreichen (zusammen mit dem Sponsor); unter anderem mit:
  - schriftlichem Antrag zur Beratung durch die Ethikkommission
  - endgültigem unterzeichnetem Prüfplan
  - Muster der schriftlichen Information und Einverständniserklärung für den Prüfungsteilnehmer in deutscher Sprache
  - Prüfarztbroschüre
  - Versicherungsbestätigung eines im Geltungsbereich zugelassenen Versicherers und ggf. Versicherungsbedingungen
  - Nachweis einer mindestens zweijährigen Erfahrung in der Durchführung klinischer Prüfungen
- anhand retrospektiver Daten die Anzahl der geeigneten Prüfungsteilnehmer abschätzen
- die an der Prüfung beteiligten Mitarbeiter (»Studienteam«) benennen, entsprechend informieren und schulen
- die Verfügbarkeit der erforderlichen Infrastruktur überprüfen und das Labor sowie ggf. die Apotheke über die Prüfung informieren
- die klinische Prüfung bei der zuständigen Landes- bzw. Überwachungsbehörde anzeigen (kann an Sponsor, Monitor oder Auftragsforschungsinstitut delegiert werden)

- den Studienvertrag mit der finanziellen Vereinbarung mit dem Sponsor und Institutionen (z.B. Klinikverwaltung, CRO) abstimmen und unterzeichnen

- Während einer klinischen Prüfung muss der Prüfarzt:
  - den Prüfplan exakt einhalten
  - die Prüfungsteilnehmer nur gemäß den Ein- und Ausschlusskriterien rekrutieren
  - die Patienten erst nach schriftlicher Einwilligung (eigenhändig datiert und unterzeichnet) in die Prüfung aufnehmen
  - die Randomisierung der Prüfungsteilnehmer exakt einhalten
  - die Prüfpräparate nur gemäß Vorgabe des Prüfplans ausgeben und die Compliance der Prüfungsteilnehmer regelmäßig überprüfen
  - Zeitplan und Art der im Prüfplan vorgesehenen Untersuchungen einhalten
  - schwerwiegende unerwünschte Ereignisse innerhalb von 24 Stunden an den Sponsor melden
- Anleitung zum korrekten Ausfüllen der Prüfbögen (CRFs):
  - einen schwarz oder blau schreibenden Kugelschreiber benutzen
  - unleserliche oder schwer lesbare Eintragungen im Prüfbogen klarstellen
  - Datums- und Zeitformat beachten (z. B. DD-MMM-JJJJ, 14-DEC-2000)
  - keine Abkürzungen, Akronyme, Symbole oder Querverweise benutzen
  - Zahlen rechtsbündig schreiben, ggf. mit führenden Nullen; Beispiel: 65 kg (065)
  - bei Fehlen bestimmter Zahlenwerte oder anderer Information die dafür vorgesehenen Felder einfach durchstreichen oder neben dem Feld »not done« anfügen
  - zur Fehlerkorrektur die falsche Eintragung einfach durchstreichen und die richtige Eintragung darüber schreiben, sodass die ursprüngliche Eintragung lesbar bleibt; mit Datum und Namenskürzel abzeichnen;

Beispiel: 057 —> Seh 22.01.04 —> 075
- niemals Tipp-Ex oder andere Korrekturflüssigkeiten verwenden
- alle Original- bzw. Quelldaten für den nächsten Monitoringbesuch bereitstellen

Checkliste: Aufgaben und Verantwortungsbereich des Prüfarztes
Der Prüfarzt muss:
- sich mit den Eigenschaften der zu prüfenden Medikation gründlich vertraut machen, z.B. durch die Prüfarztbroschüre und den Prüfplan
- die personellen, örtlichen und zeitlichen Gegebenheiten eine Studiendurchführung im geplanten Zeitrahmen ermöglichen
- sicherstellen, dass auch bei Überschneidung mit anderen Studien die benötigten Ressourcen (z.B. Patienten bzw. Probanden, Personal, Räume, Geräte und Labor) zur Verfügung stehen
- den Nachweis erbringen, dass qualifizierte Patienten bzw. Probanden in ausreichender Anzahl zur Verfügung stehen können
- anhand seines wissenschaftlichen Curriculums oder anderer Unterlagen dem Sponsor und den Aufsichtsbehörden den Nachweis seiner Qualifikation erbringen
- dem Prüfplan zustimmen und ihn unterschreiben
- sich verpflichten, GCP-gerecht zu arbeiten
- der Aufsicht durch den Monitor und der Einsichtnahme in die prüfungsrelevanten Daten zustimmen
- mit dem Sponsor eine Vereinbarung zur Veröffentlichung der Studienergebnisse treffen
- gegebenenfalls einen örtlichen Studienkoordinator benennen
- das Votum der zuständigen Ethikkommission einholen
- die Anmeldung der klinischen Prüfung nach § 67 AMG bei der zuständigen Behörde vornehmen
- die klinische Prüfung ggf. bei lokalen Institutionen (Universität, Krankenhaus etc.) anmelden

- alle an der klinischen Prüfung beteiligten Personen hinreichend informieren
- das Einverständnis der Patienten bzw. Probanden gemäß den Vorschriften des § 40 AMG Abs. 1 Nr. 2, der Deklaration von Helsinki und der EU-GCP einholen
- die sachgerechte Aufbewahrung, Ausgabe und Verwaltung der Studienmedikation sicherstellen
- die Vorschriften zur Aufbewahrung und Benutzung des Medikationsschlüssels in Notfällen beachten, einschließlich der Information des Monitors hierüber
- die im Rahmen der klinischen Prüfung erhobenen Daten korrekt sammeln, aufzeichnen und mit seiner Unterschrift versehen
- bei schwerwiegenden unerwünschten Ereignissen den Sponsor, die Ethikkommission und ggf. die zuständige Bundesoberbehörde informieren und gleichzeitig alle Maßnahmen zum Schutz der Patienten bzw. Probanden treffen
- alle studienrelevanten Daten einer Überprüfung durch den Sponsor oder die Behörden zugänglich machen
- die Zustimmung zum Abschlussbericht durch seine Unterschrift bestätigen
- die Vertraulichkeit personenbezogener Daten von Studienteilnehmern und vertraulicher Daten des Sponsors sicherstellen

Checkliste: Voraussetzung für den Beginn der Studie

- Das zustimmende Votum der Ethikkommission ist vorhanden.
- Die Genehmigung durch die Bundesoberbehörde (BOB) ist erfolgt.
- Die Prüfung wurde der zuständigen Landesbehörde gemeldet.
- Prüfplan und weitere Vereinbarungen sind von beiden Partnern unterzeichnet.
- Der Lebenslauf des Prüfarztes liegt vor.
- Die Probandenversicherung liegt vor.
- Die Liste der Referenzbereiche für die Laborwerte liegt vor.
- Das Prüfpräparat ist beim Prüfarzt eingetroffen.

- Die Berichtsbögen (CRFs) liegen dem Prüfarzt vor.
- Das Studienteam ist in die Durchführung der Prüfung eingewiesen.
- Es besteht Klarheit über die Verantwortungsbereiche und Informationsverpflichtungen.

Prüfpräparate

Das Prüfpräparat muss vom Sponsor gemäß den Kennzeichnungsbedingungen nach EG-Leitfaden einer »Guten Herstellungspraxis« (Good Manufacturing Practice, GMP) für Arzneimittel und nach AMG etikettiert sein.

- Für das Prüfpräparat am Zentrum ist der Prüfarzt verantwortlich.
- Der Prüfarzt kann die Verantwortung jedoch ganz oder teilweise an einen Co-Investigator oder an einen geeigneten Apotheker delegieren.
- Die verantwortliche Person bestätigt den Empfang der Prüfpräparate mit ihrer Unterschrift auf dem Lieferschein und führt genau Buch über den vorhandenen Bestand, über die Verwendung durch die einzelnen Prüfungsteilnehmer sowie über die Rückgabe oder Vernichtung unbenutzter Prüfpräparate. Nach Beendigung der klinischen Prüfung erfolgt ein genauer Abgleich über gelieferte, ausgegebene und zurückgegebene oder vernichtete Prüfpräparate.
- Der Prüfarzt trägt dafür Sorge, dass das Prüfpräparat gemäß den Vorschriften im Prüfplan gelagert wird und nur autorisiertes Personal Zugang zum Prüfpräparat hat.
- Der Prüfarzt stellt sicher, dass das Prüfpräparat nur gemäß dem genehmigten Prüfplan verwendet wird.
- Der Prüfarzt trägt dafür Sorge, dass den Studienpatienten der korrekte Gebrauch der Prüfpräparate erläutert wird und überprüft regelmäßig die Compliance (Therapietreue) der Prüfungsteilnehmer.

Der Prüfarzt sollte dem Sponsor und der Ethikkommission jede Änderung, die die Sicherheit der Prüfungsteilnehmer

(z. B. SAEs) und/oder die Durchführung der klinischen Prüfung beeinträchtigen könnte (z.B. Änderung der geplanten Fallzahl, Abbruch der klinischen Prüfung), schriftlich mitteilen.

Leiter der klinischen Prüfung

i **Der Leiter der klinischen Prüfung (LKP) sollte in der Regel Arzt sein, muss aber mindestens akademisch ausgebildet und in der Arbeit mit Patienten erfahren sein.**

Wird eine Prüfung in mehreren Prüfstellen durchgeführt, wird ein Prüfer zum Leiter der klinischen Prüfung. Pro Studienprotokoll kann es nur einen LKP geben. Seine Qualifikation (mindestens zweijährige Erfahrung) muss schriftlich belegt sein. Eine weitere Grundvoraussetzung ist die genaue Kenntnis des Studienprotokolls und der Prüfsubstanz(en). Der Leiter der klinischen Prüfung trägt die medizinische und verfahrenstechnische Aufsicht für die klinische Prüfung, jedoch nicht die Rechtsverantwortung. Diese liegt beim Sponsor.

Study Nurse

Die Study Nurse (Studienschwester) ist eine Fachkraft, die im Umgang mit Regularien und gesetzlichen Bestimmungen des klinischen Prüfungsalltages vertraut ist und den Prüfer in der fachgerechten und qualitativ hochwertigen Durchführung von Studien vor Ort zur Seite steht. Besonders im Hinblick auf die Betreuung von Studienpatienten (Terminvereinbarungen mit dem Patienten, Medikationsanforderung, Planung notwendiger Untersuchungen etc.) ist die Study Nurse eine Hilfe für den Prüfer (s. auch Kap. 9.2).

3 Gesetzliche Anforderungen

Damit die an einer klinischen Studie teilnehmenden Personen (Patienten, Probanden) nicht unnötigen Risiken ausgesetzt sind, müssen bei der Durchführung von klinischen Prüfungen ethische und rechtliche Bestimmungen eingehalten werden.
Detaillierte Vorgaben wurden 1987 als »Grundsätze für die ordnungsgemäße Durchführung der klinischen Prüfung von Arzneimitteln« (Good Clinical Practice) erlassen. Diese Grundsätze enthalten eine Anleitung für die Planung und Durchführung von klinischen Prüfungen sowie für die Auswertung und Dokumentation ihrer Ergebnisse.
Im Rahmen der Globalisierung wurden von der International Conference on Harmonisation (ICH), unter Beteiligung von Behördenvertretern sowie Experten der pharmazeutischen Industrie aus der EU, USA und Japan, gemeinsame internationale Standards in Form einer Reihe von Leitlinien entwickelt, die jedoch keinen Gesetzescharakter haben. Ziel dieser Leitlinien war die gegenseitige Anerkennung klinischer Daten zu Zulassungszwecken.
Auf diese Weise wurden 1996 die regionalen GCP-Leitlinien harmonisiert (ICH-GCP).
Die 2001 verabschiedete EU-Direktive zu Klinischen Prüfungen sollte bis spätestens 1. Mai 2004 als nationales Gesetz in den einzelnen EU-Mitgliedsländern in Kraft treten. Tatsächlich haben bisher nur wenige Staaten das Gesetz ratifiziert. In Deutschland ist die 12. AMG-Novelle am 6. August 2004 in Kraft getreten. Dies führt zu einer gesetzlichen Verankerung der in ICH-GCP definierten Standards. Darüber hinaus wird damit das Ziel verfolgt, einen optimalen Gesundheitsschutz speziell bei nicht einwilligungsfähigen Patienten, eine Förderung von klinischen Studien bei Kindern und eine Harmonisierung innerhalb der EU sicherzustellen.
Im AMG werden besonders die §§ 40 bis 42 von Änderungen betroffen sein. Hinzu kommen Änderungen der §§ 10 (Kennzeichnung von Prüfmedikation) und 29 (Meldeverpflichtungen von Nebenwirkungen und unerwünschten Arzneimittelwirkungen). Weitere Ausführungen siehe »Was ändert sich mit der 12. AMG-Novelle?« im Abschnitt 3.1.

3.1 Arzneimittelgesetz und ICH-GCP-Leitlinien

Im AMG werden in den Paragraphen §§ 40 bis 42 die grundlegenden Voraussetzungen festgelegt, unter denen eine klinische Prüfung durchgeführt werden darf. Die wesentlichen Aspekte der §§ 40 bis 42 sind:

- ausreichende pharmakologisch-toxikologische Prüfung des Studienmedikaments
- vorliegendes Votum der Ethikkommission
- Genehmigung der Studie durch die Bundesoberbehörde
- mindestens zweijährige Erfahrung in klinischer Prüfung beim Prüfer, Hauptprüfer und Leiter der klinischen Prüfung (LKP)
- ordnungsgemäße Aufklärung und schriftliche Einwilligung des Patienten

In § 67 Abs. 1 und 3 ist festgehalten, dass die Meldung der Tätigkeit als Prüfarzt bei der zuständigen Behörde, vor Studienbeginn erfolgen muss.

Was ändert sich mit der 12. AMG-Novelle?
Die 12. Änderung des AMG und die GCP-Verordnung sind am 6. August 2004 in Kraft getreten. Damit erhalten die bisherigen GCP-Empfehlungen Gesetzescharakter für alle klinischen Arzneimittelprüfungen, auch Investigator Initiated Trials oder die sog. Therapieoptimierungsstudien. Die wesentlichen Änderungen sind auf der Basis der Entwürfe zur Novellierung des AMG und der Verordnung über die Anwendung von GCP im Folgenden kurz zusammengefasst:

- Der Prüfungsumfang der Ethikkommission ist erheblich erweitert worden und bezieht jetzt z. B. auch die Eignung des Prüfers und Angaben zur Finanzierung mit ein.
  Ein positives Ethikvotum ist zwingend. Innerhalb von höchstens 60 Tagen nach Eingang des ordnungsgemäßen Antrags übermittelt die zuständige Ethikkommission

dem Sponsor und der Bundesoberbehörde ihr zustimmendes oder ablehnendes Votum (explizite Genehmigung durch die Ethikkommission). Während der Prüfung des Antrags kann die Ethikkommission nur ein einziges Mal zusätzliche Informationen nachfordern. Die Frist von maximal 60 Tagen wird bis zum Eingang der zusätzlichen Informationen gehemmt. Handelt es sich um eine monozentrische Studie, verkürzt sich die Frist auf höchstens 30 Tage. Sind somatische Zelltherapeutika und Arzneimittel mit gentechnisch veränderten Organismen Gegenstand der klinischen Prüfung, kann die Frist bis zu 180 Tage betragen.

- Die Zustimmung der Bundesoberbehörde (BfArM oder PEI) ist notwendig, eine Notifizierung reicht nicht mehr aus. Nach Inkrafttreten der neuen Vorgaben darf mit einer klinischen Prüfung erst dann begonnen werden, wenn die Genehmigung der Behörde vorliegt (explizit) oder nach 30 Tagen keine Reaktion erfolgt ist (implizit). Ausnahmen bilden Arzneimittel, die mithilfe eines biotechnologischen Verfahrens hergestellt wurden, und Arzneimittel, die einen neuen Wirkstoff enthalten, der bei Inkrafttreten der Verordnung in der Europäischen Gemeinschaft noch nicht genehmigt war. Hier ist eine schriftliche Genehmigung (explizit) zwingend.
- Der Sponsor ist eine natürliche oder juristische Person, die die Verantwortung für folgende Aufgaben übernimmt:
  - Er trifft die Entscheidung, eine Studie durchzuführen und leitet die entsprechenden formalen Schritte zur Studieninitiierung ein (Erstellung des Prüfplans, Einreichung der erforderlichen Unterlagen bei der zuständigen Behörde).
  - Er übernimmt die Verantwortung für die Finanzierung der Studie (nicht notwendigerweise die Finanzierung selbst).
  - Er ist für das Studienmanagement verantwortlich. Dies umfasst im wesentlichen folgende Punkte:
  - Management der Studie durch qualifiziertes Personal im Hinblick auf die medizinische Fragestellung

  - Auswahl geeigneter Prüfstellen
  - Festlegung der Verantwortlichkeiten für die Studiendurchführung
  - Entschädigungsregelung für Prüfungsteilnehmer (Probandenversicherung)
  - Verantwortung für die Überwachung der Einhaltung der regulatorischen Anforderungen inklusive Anzeige von Verdachtsfällen unerwünschter Arzneimittelwirkungen
  - Verwendung von GMP-gerecht gefertigtem und gekennzeichnetem Prüfarzneimittel
  - Dokumentation über die Verwendung der Prüfarzneimittel
  - Auswertung und Berichtserstellung
  - Qualitätssicherung (z. B. durch Audits) und Qualitätskontrolle in den Prüfzentren
- Ein Förderer ist zunächst nur dafür verantwortlich, dem Sponsor gegenüber gemachte Zusagen über die Förderung der klinischen Prüfung einzuhalten. Bei der Förderung kann es sich um finanzielle Unterstützung bzw. Bereitstellung von Sachmitteln und/oder Prüfarzneimitteln handeln. Die Beteiligung an der Finanzierung einer klinischen Prüfung ist nicht mit der Übernahme der Sponsorrolle gleichzusetzen.
- Erstmals finden sich Begriffsbestimmungen, unter anderem für Prüfer, Hauptprüfer und LKP: Prüfer ist ein für die Durchführung der klinischen Prüfung in einer Prüfstelle verantwortlicher Arzt oder eine andere Person, die einen Beruf ausübt, der aufgrund seiner wissenschaftlichen Anforderungen und seiner Bedeutung in der Patientenbetreuung für die Durchführung von Forschung qualifiziert. Wird eine Prüfung in einer Prüfstelle von einem Team vorgenommen, so ist der verantwortliche Leiter des Teams der Hauptprüfer. Wird eine Prüfung von mehreren Prüfstellen durchgeführt, wird ein Prüfer zum Leiter der klinischen Prüfung. Damit kann eine klinische Prüfung auch von Nicht-Ärzten bei entsprechender wissenschaftlicher Qualifikation durchgeführt werden

(aber nicht von Heilpraktikern). Die Aufklärung jedoch muss immer durch einen Arzt erfolgen (keinen Zahnarzt).

- Ein Prüfer, der alleiniger Prüfer ist, Hauptprüfer oder Leiter der klinischen Prüfung muss mindestens eine zweijährige Erfahrung in der klinischen Prüfung von Arzneimitteln nachweisen.
- Nach der 12. AMG-Novelle ist jetzt auch eine Inspektion durch die Bundesoberbehörde möglich und geplant, bisher war dies nur den zuständigen Überwachungsbehörden möglich. Die Inspektionen werden sich insbesondere auf die Prüfstellen zur Überprüfung der Übereinstimmung der klinischen Prüfung mit GCP konzentrieren, wobei die Unterstützung anderer Länderbehörden angefordert werden kann und ein Informationsaustausch innerhalb der EU stattfinden wird. Die Anzahl und Qualität der Inspektionen sowie der Audits werden erheblich zunehmen.

3.2 Deklaration von Helsinki

Die Deklaration von Helsinki (s. Anhang) des Weltärztebundes gilt als wichtigstes Dokument ärztlicher Standesauffassung zur medizinischen Forschung am Menschen. Obwohl es sich nicht um einen völkerrechtlichen Rechtsakt handelt, ist ihr Einfluss auf die ärztliche Ethik und auf nationale Regelungen zur medizinischen Forschung am Menschen unbestritten.
Die Deklaration von Helsinki wird neben den wichtigsten Auszügen aus dem Arzneimittelgesetz im Prüfarztordner abgeheftet.

3.3 Berufsordnung für deutsche Ärzte

Auch die Berufsordnung für deutsche Ärzte beinhaltet Aspekte, die die Teilnahme des Arztes an einer klinischen Studie bzw. Anwendungsbeobachtung betreffen.
Am wichtigsten ist hier der § 15:

- Nach § 15 ist jeder Arzt verpflichtet, sich vor der Durchführung biomedizinischer Forschung am Menschen durch eine bei der jeweils zuständigen Kammer oder bei der medizinischen Fakultät gebildeten Ethikkommission über die mit seinem Vorhaben verbundenen berufsethischen und berufsrechtlichen Fragen beraten zu lassen.
- Weitere Paragraphen sind im Anhang aufgeführt (§ 32 Annahme von Geschenken und anderen Vorteilen; § 33 Arzt und Industrie; § 35 Fortbildungsveranstaltungen und Sponsoring).

3.4 Datenschutzgesetz und Wahrung der ärztlichen Schweigepflicht

Das Datenschutzrecht und die ärztliche Schweigepflicht sind parallel laufende Regelungsbereiche, die für die klinische Prüfung nebeneinander zu beachten sind.
Der Arzt darf Patientendaten nur in anonymisierter Form weitergeben, wenn durch die Anonymisierung ein Rückschluss auf einen bestimmten Patienten ausgeschlossen ist. Weiterhin muss der Patient schriftlich mit besonders hervorgehobenem Text erklären, dass er mit der im Rahmen der klinischen Prüfung erfolgenden Aufzeichnung von Krankheitsdaten und ihrer Weitergabe zur Überprüfung an den Auftraggeber, an die zuständige Überwachungsbehörde oder die zuständige Bundesoberbehörde und, soweit es sich um personenbezogene Daten handelt, mit deren Einsichtnahme durch Beauftragte des Auftraggebers oder der Behörden einverstanden ist.
Auch die Unterrichtung des Hausarztes über die Durchführung der klinischen Prüfung bedarf der ausdrücklichen Einwilligung des Patienten.

Definitionen

Bestimmungen vor der 12. AMG-Novelle	Geltende Bestimmungen
Eine Definition von Sponsor bzw. Förderer gibt es nach geltendem AMG nicht.	Sponsor ist eine Person, Unternehmen, Institution oder Organisation, die bzw. das die Verantwortung für • Veranlassung • Organisation • und Finanzierung einer klinischen Prüfung übernimmt.
	Ein Förderer ist dafür verantwortlich, dem Sponsor gegenüber gemachte Zusagen bezüglich der Förderung der klinischen Prüfung einzuhalten (finanzielle Unterstützung bzw. Bereitstellung von Sachmitteln und/oder Prüfarzneimitteln).
Der Leiter der klinischen Prüfung kann auch im Pharmaunternehmen oder in einem Auftragsforschungsunternehmen angesiedelt sein.	Wird eine Prüfung in mehreren Prüfstellen durchgeführt, wird vom Sponsor ein Prüfer als Leiter der klinischen Prüfung benannt. LKP bei Multicenterstudien zwingend erforderlich. LKP muss Prüfer sein.
Prüfer kann bislang nur ein Arzt sein.	Prüfer ist ein für die Durchführung der klinischen Prüfung bei Menschen in einer Prüfstelle verantwortlicher Arzt oder eine andere Person, deren Beruf aufgrund seiner wissenschaftlichen Anforderungen und der seine Ausübung voraussetzenden Erfahrung in der Patientenbetreuung für die Durchführung von Forschungen am Menschen qualifiziert – aber explizit kein Heilpraktiker. Wird eine Prüfung in einer Prüfstelle von mehreren Prüfern vorgenommen, so ist der verantwortliche Leiter der Gruppe der Hauptprüfer.

Beginn einer klinischen Prüfung

Bestimmungen vor der 12. AMG-Novelle	Geltende Bestimmungen
Vorlageverfahren: • Vorlage der Studie bei der Bundesoberbehörde. Es erfolgt nur eine formale Prüfung der Unterlagen auf Vollständigkeit. • Ein positives Votum für den Leiter der klinischen Prüfung muss vorliegen. • Jeder Prüfer benötigt ein Ethikvotum seiner zuständigen Ethikkommission. • Der Anzeigende wird nicht näher spezifiziert.	Genehmigungsverfahren (einschließlich impliziter und expliziter Genehmigung): • Einreichung einer Studie bei der Bundesoberbehörde (BfArM oder PEI) und der Ethikkommission • Ein positives Votum der Ethikkommission ist zwingend, die Frist beträgt im Normalfall 60 Tage (multizentrische Studie), Verlängerung der Frist auf 180 Tage bei onkologischen Studien möglich. (explizite Genehmigung). • Zustimmung (explizit) oder keine Reaktion (implizit) innerhalb von 30 Tagen der Bundesoberbehörde ist notwendig. • Der Anzeigende entspricht dem Sponsor.

4 Behördliche Erfordernisse

4.1 Anrufung einer Ethikkommission

Vor Beginn einer klinischen Studie müssen alle Unterlagen, die das gesamte Prüfungsvorhaben mit Ziel, bisheriger Datenlage, Risiken und Durchführungs- sowie Auswertungsplanung beschreiben (Prüfplan, Dokumentationsbogen, Patientenaufklärung etc.), der für den Leiter der klinischen Prüfung zuständigen Ethikkommission in schriftlicher und elektronischer Form zur Begutachtung vorgelegt werden. Die Ethikkommission ist dabei ein unabhängiges Gremium, dessen Aufgabe unter anderem in den Verfahrensgrundsätzen der Arbeitsgemeinschaften der Ethikkommissionen in Deutschland geregelt werden. Von der Ethikkommission werden Hinweise, Empfehlungen und positive oder negative Voten zu dem Studienprojekt abgegeben.

Einzureichende Unterlagen vor Beginn der Studie (unter anderem):

- Name und Anschrift des Sponsors
- Namen und Anschriften der Prüfzentren
- Angabe der Berufe von Prüfern, die nicht Arzt sind, und Begründung der Qualifikation
- Anzahl, Alter und Geschlecht der betroffenen Personen
- Erläuterung der Kriterien für die Auswahl der betroffenen Personen
- Begründung dafür, dass die gewählte Geschlechtsverteilung in der Gruppe der betroffenen Personen zur Feststellung möglicher geschlechtsspezifischer Unterschiede bei der Wirksamkeit oder Unbedenklichkeit des geprüften Arzneimittels angemessen ist
- Angaben zur Finanzierung der klinischen Prüfung
- alle wesentlichen Elemente der zwischen dem Sponsor und der Prüfstelle vorgesehenen Verträge
- Investigator Brochure
  (enthält bei nicht zugelassenen Medikamenten Informationen über die pharmakologisch-toxikologischen Eigenschaften einer Prüfsubstanz) oder bei zugelassenen Medikamenten die Fachinformation

- Prüfplan
- Prüfbögen
- Patientenaufklärung
- Einwilligungsformular
- Honorarvereinbarung

Einzureichende Unterlagen während der Studie:
- Änderungen, Ergänzungen, Updates
- schwerwiegende unerwünschte Ereignisse

Nachträgliche Änderungen (Amendments):
- Änderungen einer vom BfArm oder PEI genehmigten oder von der Ethikkommission positiv beschiedenen klinischen Prüfung, die sich wesentlich auf diese Prüfung auswirken (z.B. Auswirkungen auf die Sicherheit, Änderung im Studiendesign), dürfen nur vorgenommen werden, wenn diese Änderungen von der zuständigen Ethikkommission bzw. vom BfArM oder PEI zustimmend bewertet wurden. Die Genehmigung des Amendments gilt als erteilt, wenn die zuständige Ethikkommission innerhalb von 20 Tagen nicht geantwortet oder schriftlich zugestimmt hat.
- Zusätzliche Prüfstellen dürfen nur in die Prüfung mit einbezogen werden, wenn die zuständige Ethikkommission, die der klinischen Prüfung zugestimmt hat, auch der Einbeziehung der zusätzlichen Prüfstellen zugestimmt hat. Die Zustimmung gilt als erteilt, wenn die federführende Ethikkommission nicht innerhalb von 30 Tagen begründete Bedenken übermittelt.

Die Stellungnahme der ferderführenden Ethikkommission vor Beginn der klinischen Prüfung hat zu berücksichtigen:
- Relevanz der Studie und Planung
- Nutzen-Risiko-Bewertung mit Begründung
- Prüfplan
- Angemessenheit und Vollständigkeit der Aufklärung und Einwilligung
- Wiedergutmachung und Entschädigung bei Schäden und Todesfall

- Versicherungsschutz
- Vergütung von Prüfern und Teilnehmern (Einsicht in Prüfervertrag)
- Auswahl der Teilnehmer

Die lokale Ethikkommission prüft die Eignung des Prüfers, der Mitarbeiter und die Qualität der Einrichtung vor Ort. Die Stellungnahme der Ethikkommission hat in der Regel innerhalb von 60 Tagen zu erfolgen (Abb. 5).

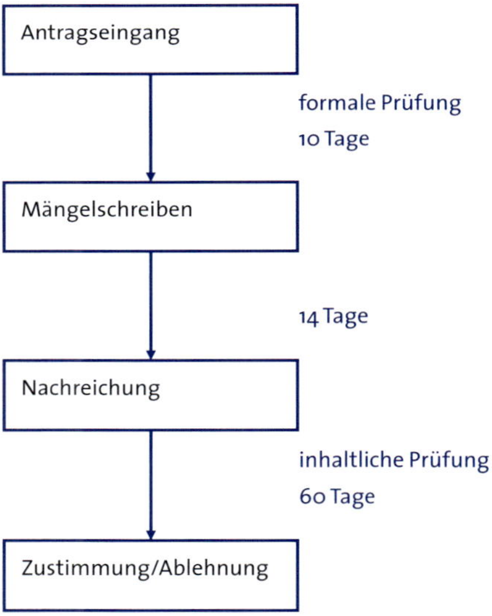

(Verlängerung auf 180 Tage bei onkologischen Studien möglich)

Abb. 5: Genehmigungsverfahren einer Studie durch die Ethikkommission nach der 12. AMG-Novelle

Vorgehen bei multizentrischen Prüfungen

Für multizentrische klinische Prüfungen eines EU-Mitgliedstaates werden Verfahren festgelegt, wonach für den Mitgliedstaat ungeachtet der Anzahl der Ethikkommissionen

eine einzige Stellungnahme abgegeben wird. In Deutschland wird es eine federführende Ethikkommission geben, die für den LKP zuständige Ethikkommission, die in Zusammenarbeit mit den anderen beteiligten Ethikkommissionen eine Stellungnahme abgibt. Diese Ethikkommissionen prüfen insbesondere die Angaben des Antrags, die im Zusammenhang mit den örtlichen Gegebenheiten der Prüfstelle stehen. Die weiteren beteiligten Ethikkommissionen übermitteln der federführenden Kommission ihre Vorschläge für die Formulierung der Stellungnahme innerhalb von höchstens 30 Tagen nach Eingang des vollständigen Antrags.
Bei multizentrischen und multinationalen klinischen Prüfungen wird für jeden der betroffenen Mitgliedstaaten jeweils eine einzige Stellungsnahme einer Ethikkommission abgegeben.

4.2 Vorlage von Unterlagen bei der Bundesoberbehörde

Eine klinische Prüfung darf nur begonnen werden, wenn eine Ethikkommission sie zustimmend bewertet hat und die zuständige Bundesoberbehörde (BOB) sie genehmigt hat. Der Sponsor hat dabei alle Angaben und Unterlagen vorzulegen, die diese zur Bewertung benötigt, insbesondere das Dossier zum Prüfpräparat mit folgendem Inhalt:

- Unterlagen zu Qualität und Herstellung
- Herstellungserlaubnis
- Ergebnisse der analytischen und pharmakologisch-toxikologischen Prüfung

Darüber hinaus:

- Prüfplan
- klinische Angaben zum Prüfpräparat einschließlich der Prüferinformation

Abweichend kann statt des Dossiers die Zusammenfassung der Merkmale des Arzneimittels (SmPC) vorgelegt

werden, wenn es sich bei dem Prüfpräparat um ein Arzneimittel handelt, das innerhalb der EU zugelassen ist und das SmPC je nach Anwendung entsprechend ergänzt wird. Darüber hinaus kann auf eine besondere Kennzeichnung der Prüfmedikation bei verkehrsfähigen (zugelassenen) Medikamenten verzichtet werden, soweit es das Konzept der klinischen Prüfung erlaubt.
Die Genehmigung gilt als erteilt, wenn die zuständige BOB die klinische Prüfung schriftlich genehmigt oder dem Sponsor innerhalb von 30 Tagen nach Eingang der Antragsunterlagen keine mit Gründen versehenen Einwände übermittelt hat (Abb. 6).

4.3 Anzeige der Prüfung bei Überwachungsbehörden

Nach dem neuen AMG muss eine Studie der zuständigen Ethikkommission sowie der Bundesoberbehörde gemeldet werden. Vor Studienbeginn muss die Ethikkommission der Studie zugestimmt und die BOB die Studie genehmigt haben.
Anwendungsbeobachtungen sind künftig mit Ort, Zeit, Ziel und den beteiligten Ärzte der BOB, den Spitzenverbänden der Krankenkassen und der kassenärztlichen Bundesvereinigung anzuzeigen. Eine formlose Anzeige der AWB reicht nicht mehr aus.
Nach § 67 AMG muss die Meldung der Tätigkeit als Prüfarzt bei der zuständigen Behörde (Regierungspräsidium) und der Bundesoberbehörde vor Studienbeginn erfolgen. Hierbei ist darauf zu achten, dass sämtliche Prüfer zu melden sind, ggf. mit Angabe der Stellung als Hauptprüfer oder LKP.

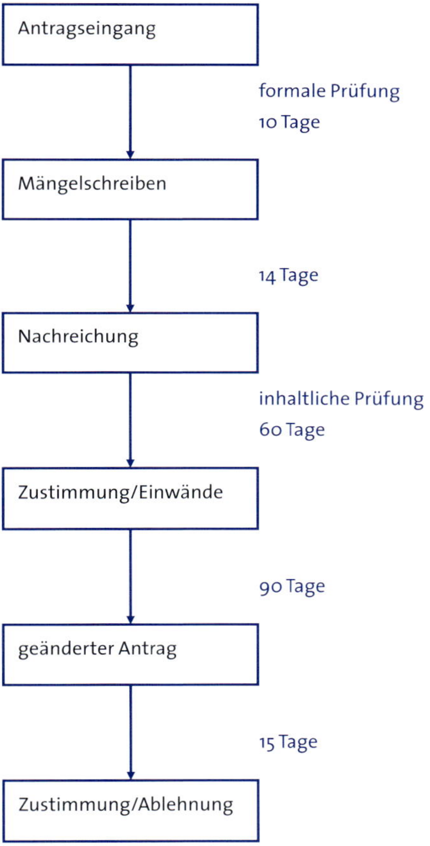

(Verlängerung auf 180 Tage bei onkologischen Studien möglich)

Abb. 6: Genehmigungsverfahren einer Studie durch die Bundesoberbehörde nach der 12. AMG-Novelle

5 Von der Studieninitiierung bis zum Abschlussbesuch

Der Monitor einer Studie ist eine vom Sponsor oder Studienleiter beauftragte Person, die das Prüfzentrum regelmäßig persönlich und telefonisch kontaktiert und sicherstellt, dass der Prüfplan sowie die gesetzlichen Bestimmungen und Richtlinien, im Sinne der Patientensicherheit und der Studienqualität, eingehalten werden. Der Monitor ist die wichtigste Verbindung zwischen dem Prüfzentrum und dem Sponsor. Er ist für die fortlaufende Betreuung und Überwachung vom Beginn mit Vorstellung der Studie bis zum Studienabschluss verantwortlich.
Das Monitoring einer Studie erfolgt nach festgelegten SOPs (Standard Operating Procedures) des Sponsors und wird in einem Monitoringplan näher spezifiziert. Dem Monitor fallen in dieser Phase unterschiedliche Aufgaben zu, z.B. die Studienzentrenauswahl, die Studieninitiierung, die Überprüfung der protokollgemäßen Arbeit des Prüfarztes und des protokollgemäßen Umgangs mit der Studienmedikation, die Datenverifizierung während des Monitoringbesuchs sowie der Abschlussbesuch.
Der Monitor ist für den Prüfarzt der wichtigste Ansprechpartner während der gesamten Studie. Er ist nicht nur für das Monitoring zuständig, sondern wird dem Prüfarzt mit Rat und Tat zur Seite stehen, soweit es ihm möglich ist. Dies betrifft nicht nur die Unterstützung der Studiendurchführung vor Ort, sondern auch die Hilfestellung bei den rechtlichen Anforderungen an eine Studie oder bei einem Audit in der Klinik selber. Wichtig hierfür ist eine gute Kommunikation zwischen Prüfarzt und Monitor.

5.1 Standard Operating Procedures

Standard Operating Procedures (SOPs) sind standardisierte Arbeitsanweisungen des pharmazeutischen Unternehmens oder des die Prüfung durchführenden Institutes für alle Aktivitäten, die im Zusammenhang mit klinischen Studien eingehalten werden müssen. Durch die SOPs soll gewährleistet und dokumentiert werden, dass die klinische Prüfung nur nach besten Qualitätsstandards durchgeführt wird. In ihnen wird die Vorgehensweise während der klinischen Prüfung geregelt. Das Ziel der SOPs ist es, Arbeitsabläufe zu standardisieren, zu vereinfachen und transparent zu machen.

SOPs befassen sich z.B. mit folgenden Themen:

- Vorbereitung einer klinischen Studie (Erstellung der Studiendokumentation)
- Probanden- bzw. Patientenaufklärung
- Monitoring
- Medikamentenausgabe und -rücknahme bzw. -verabreichung
- Datenmanagement
- Sicherheitsaspekte
- Studienabschluss
- Qualitätssicherung und -kontrolle

Alle mit der Studie betrauten Personen müssen die für sie relevanten SOPs kennen und danach handeln.

5.1.1 Einführung

Beispiel anhand der SOP: Vorgehen bei unerwünschten Ereignissen

Sämtliche unerwünschte Ereignisse bzw. Begleiterscheinungen, Nebenwirkungen, Wechselwirkungen mit anderen Arzneimitteln sowie Fälle von Arzneimittelmissbrauch müssen schnell ermittelt, in geeigneter Weise dokumentiert und gemäß den gesetzlichen Bestimmungen angezeigt werden.

Ziel

Diese Verfahrensvorschrift definiert die Zuständigkeiten und Aufgaben bei der korrekten Ermittlung und Berichterstattung unerwünschter Ereignisse, Begleiterscheinungen, Nebenwirkungen, Wechselwirkungen mit anderen Arzneimitteln sowie Fällen von Arzneimittelmissbrauch. Diese Vorschrift gilt für sämtliche Arzneimittel, unabhängig davon, ob sie noch nicht zugelassen oder bereits zugelassen sind.

Gesetzliche Grundlagen

- Deutsches Arzneimittelgesetz
- Bekanntmachung über die Anzeige von Nebenwirkungen, Wechselwirkungen mit anderen Mitteln und Arzneimittelmissbrauch nach § 29 Abs. 1 Satz 2 bis 5 des Arzneimittelgesetzes vom 25. Juli 1991
- EG-GCP-Note for Guidance (Glossar, Chapter 2.3 g., Chapter 2.5 m., Anhang)
- Grundsätze für die ordnungsgemäße Durchführung der klinischen Prüfung von Arzneimitteln vom 9. Dezember 1987 (veröffentlich im Bundesanzeiger Nr. 243 S. 16.617 vom 30. Dez. 1987)
- Empfehlungen zur Ermittlung, Dokumentation, Erfassung und Bewertung unerwünschter Ereignisse im Rahmen der klinischen Prüfung von Arzneimittel-Empfehlungen der Sektion Klinische Pharmakologie der Deutschen Gesellschaft für Pharmakologie und Toxikologie, 1989

5.1.2 Verantwortlichkeiten

Wissenschaftliche Mitarbeiter aus den Bereichen Klinische Forschung und Medizinische Wissenschaft

Jedem Hinweis auf ein unerwünschtes Ereignis bzw. eine Nebenwirkung ist nachzugehen, möglichst detaillierte Informationen darüber sind in Erfahrung zu bringen, diese sind zu dokumentieren (bzw. vom Arzt dokumentieren zu lassen) und weiterzuleiten. Im Rahmen von klinischen Prüfungen sollte insbesondere der klinische Monitor bei seinen Monitorbesuchen die Prüfbögen und Krankenakten hinsichtlich unerwünschter Ereignisse prüfen und den Prüfarzt gezielt nach unerwünschten Ereignissen fragen, auch wenn sich aus den Prüfbögen keine Hinweise ergeben haben sollten.

Der Prüfarzt bzw. Monitor ist verpflichtet, dem Sponsor der klinischen Prüfung unverzüglich diejenigen Umstände mitzuteilen, die eine rasche Entscheidung über den Abbruch oder die Unterbrechung der klinischen Prüfung erforderlich machen könnten. Hierunter sind insbesondere alle schwerwiegenden unerwünschten Ereignisse zu verstehen.

5.1.3 Inhalte

Definition

- Unerwünschte Ereignisse,
  UE (Adverse Events, AE), sind alle im zeitlichen Zusammenhang mit der Einnahme eines Medikaments beobachteten Befindlichkeitsstörungen, subjektiven und objektiven Krankheitssymptome (einschließlich Laborwertveränderungen), interkurrente Krankheiten und Unfälle, und zwar unabhängig von einem möglichen kausalen Zusammenhang mit der Medikation. Im Rahmen einer klinischen Prüfung gelten als unerwünschte Ereignisse auch solche, die in medikationsfreien Vor- und Nachperioden, unter Plazebo oder bei einer Vergleichsgruppe unter medikamentöser oder nichtmedikamentöser Therapie auftreten.
- Schwerwiegende unerwünschte Ereignisse
  (SUE, Serious Adverse Events, SAE) sind solche, die tödlich oder lebensbedrohlich sind, zu bleibenden Schäden führen, eine stationäre Behandlung oder eine Verlängerung des stationären Aufenthaltes erforderlich machen. Das Auftreten einer angeborenen Missbildung oder eines bösartigen Tumors sowie Fälle von Überdosierungen werden ebenfalls als schwerwiegende unerwünschte Ereignisse angesehen. Abweichungen von diesen Definitionen können in manchen Prüfplänen gestattet sein.
- Unerwartete unerwünschte Ereignisse sind Ereignisse, über die bislang (von der Art, dem Schweregrad oder der Häufigkeit des Auftretens her) weder in der aktuellen Fassung der Packungsbeilage bei zugelassenen Arzneimitteln noch in der Investigator Brochure bei in der klinischen Prüfung befindlichen Arzneimitteln berichtet wurde.
- Bekannte unerwünschte Ereignisse sind Ereignisse, über die bereits (von der Art, dem Schweregrad oder der Häufigkeit des Auftretens her) in der aktuellen Fassung

der Packungsbeilage bei zugelassenen Arzneimitteln oder in der Investigator Brochure bei in der klinischen Prüfung befindlichen Arzneimitteln berichtet wurde.

- Unerwünschte Arzneimittelwirkungen, Nebenwirkungen (Adverse Drug Reaction, ADR) liegen vor, wenn der Verdacht eines kausalen Zusammenhanges zwischen dem unerwünschten Ereignis und der Medikation besteht. Ein Verdacht besteht, wenn das beobachtete, unerwünschte Ereignis mit der Gabe des Arzneimittels in zeitlichem Zusammenhang steht und eher durch das Arzneimittel als durch andere Umstände verursacht erscheint. Hierzu gehören auch Schäden durch Überdosierung, Missbrauch bzw. Abhängigkeit und Wechselwirkungen mit anderen Arzneimitteln. Unerwünschte Arzneimittelwirkungen, die beim bestimmungsgemäßen Gebrauch eines Arzneimittels auftreten, werden als Nebenwirkungen bezeichnet. Laut dieser Definition kann von Nebenwirkungen erst nach der Zulassung gesprochen werden, da damit erst der bestimmungsgemäße Gebrauch festgelegt wird.

Meldung unerwünschter Ereignisse im Rahmen klinischer Prüfungen

- Schwerwiegende unerwünschte Ereignisse:
  Alle schwerwiegenden unerwünschten Ereignisse, ob unerwartet oder bekannt, müssen unverzüglich auf dem entsprechenden SAE-Formblatt an den Sponsor gemeldet werden, der die vorgeschriebenen Maßnahmen ergreift. Anschließend ausführlicher schriftlicher Bericht.
- Unerwartete unerwünschte Ereignisse: Unerwartete unerwünschte Ereignisse müssen unverzüglich an den Sponsor gemeldet werden. Zur Dokumentation genügt eine Kopie der Seite »Unerwünschte Ereignisse« des Prüfbogens.
- Unerwünschte Ereignisse: Unterrichtung des Sponsors über AE's und klinische Befunde, die im Prüfplan für die Bewertung der klinischen Prüfung als entscheidend bezeichnet sind – innerhalb der im Prüfplan angegebenen Fristen.

- Unterrichtung von Sponsor, EK und BOB im Fall des Todes einer betroffenen Person sowie zusätzliche Auskünfte.
- Personenbezogene Daten sind vor ihrer Übermittlung unter Vewendung des Identifizierungscodes der betroffenen Person zu pseudonymisiern.

5.2 Prüfarztordner

Der Prüfarztordner (PAO), der auch als Trial Investigator File bezeichnet wird, ist ein Sammelordner beim Prüfarzt, der alle essenziellen Studiendokumente enthält. Mithilfe des PAO wird der Studienverlauf im Prüfzentrum dokumentiert. Vor Studienbeginn enthält der Prüfarztordner:

- vom LKP unterschriebenen Prüfplan
- Ethikvotum des LKP und des Prüfzentrums
- Behördenmeldungen
- Qualifikation des Prüfarztes (CV)
- Verträge
- Teilnahmeerklärung
- Unterschriftenliste
- Erklärung zur Archivierung der Studienunterlagen
- Patientenidentifizierungsliste
- Labornormalwerte – Ringversuchszertifikate
- Definition für schwerwiegende unerwünschte Ereignisse (SAE)
- SAE-Meldebögen
- Patienteninformation und Einverständniserklärung
- Versicherung
- Meldebögen
- Auszüge aus dem AMG und Deklaration von Helsinki
- Besuchsnachweis des Monitors (Monitoring Log)

Während der laufenden Studie wird der Prüfarztordner um folgende Punkte ergänzt:

- eventuelle Amendments
- Korrespondenz
- Liste der Prüfstellenmitarbeiter

- Prüfmedikation
- Dokumentation schwerwiegender unerwünschter Ereignisse

Nach Abschluss der Studie wird der Prüfarztordner zusammen mit der Patientendokumentation auf Vollständigkeit geprüft. Es wird auf dem Prüfarztordner und den CRFs vermerkt, dass alle Unterlagen 15 Jahre lang zu archivieren sind.

5.3 Zentrumsinitiierung

Möchte ein Arzt an einer klinischen Prüfung teilnehmen, muss vorab geklärt werden, welche Aufgaben auf ihn und das Prüfzentrum zukommen und ob die fachlichen, personellen und infrastrukturellen Voraussetzungen im Prüfzentrum gegeben sind.

5.3.1 Pre-Study Visit – Pre-Study Contact

Der Prüfarzt ist für die ordnungsgemäße Durchführung der klinischen Studie gemäß den gesetzlichen Bestimmungen und Richtlinien verantwortlich. Über die Eignung eines Arztes, die Funktion eines Prüfarztes zu übernehmen, entscheidet im Wesentlichen der Monitor bei einem Besuch (Pre-Study Visit) oder einem schriftlichen bzw. telefonischen Kontakt (Pre-Study Contact). Folgende Fragen helfen, den Prüfarzt einzuschätzen:

- Hat der Arzt Studienerfahrung?
- Wie viele Studien laufen parallel?
- Gibt es konkurrierende Studien in der zu prüfenden Indikation?
- Ist die erforderliche Patientenzahl vorhanden?
  Die Erfahrung hat gezeigt, dass es meistens eher zu einer Über- als zu einer Unterschätzung der Patientenzahl kommt. Es empfiehlt sich, anhand der Ein- und Ausschlusskriterien die Patienten des letzten Jahres zu überprüfen, ob sie in die Studie gepasst hätten.

- Hat der Prüfarzt genügend Zeit zur Durchführung der klinischen Prüfung?
- Ist die personelle und apparative Ausstattung ausreichend?
- Kann die Studienmedikation adäquat gelagert werden?
- Sind dem Prüfarzt die gesetzlichen Bestimmungen und Richtlinien bekannt und liegen Kenntnisse über den Umgang mit Behörden und Ethikkommission vor?

5.3.2 Initiierungsbesuch

Sind nach der Prüfarztauswahl die erforderlichen Voraussetzungen für den Beginn einer klinischen Prüfung erfüllt, kann der Monitor den Initiierungsbesuch beim Prüfarzt durchführen.
Beim Initiierungsbesuch bespricht der Monitor mit dem Prüfarzt und den weiteren an der Prüfung beteiligten Mitarbeitern den Studienablauf, die durchzuführenden Untersuchungen und Dokumentationen. Weiterhin werden Häufigkeit, Umfang und Zeitbedarf des Monitorings sowie die Möglichkeit der Durchführung von Audits und Inspektionen besprochen. Im Anschluss daran erhält der Prüfarzt den Prüfarztordner, die notwendigen Dokumentationsunterlagen (CRFs) und die erforderliche Studienmedikation, deren Erhalt er schriftlich bestätigt.

5.4 Monitoring Visit

Das Monitoring ist ein wesentliches Qualitätsmerkmal einer Studie. Daher ist es Ziel des Monitorings, eine fehlerfreie Übertragung der Patientendaten in die Erhebungsbögen sicherzustellen. Daneben ist der Monitor für die Überprüfung der Einhaltung des Studienprotokolls und der gesetzlichen Bestimmungen zuständig und weist die an der Prüfung beteiligten Personen auf Unstimmigkeiten hin.
Im Verlauf der Studie erfolgen neben den telefonischen Kontakten persönliche, periodische Monitoringbesuche zwischen Monitor und Prüfarzt und den an der Studie

beteiligten Mitarbeitern. Dabei werden folgende Punkte besprochen und auf vorgegebenen Formblättern dokumentiert:

- Erfassung des Patientenstatus
- Anzahl der vorgesehenen, voruntersuchten, randomisierten, vorzeitig ausgeschiedenen und in der Studie befindlichen Patienten sowie der abgeschlossenen Patientenbehandlungen
- Vergleich aktuelle Patientenaufnahme mit der Planung
- ggf. schwerwiegende unerwünschte Ereignisse seit dem letzten Monitoringbesuch; Prüfung der ordnungsgemäßen Meldung und Dokumentation
- Quelldatenvergleich (s. Abschnitt 5.4.1)
- Kontrolle des Umgangs mit der Prüfmedikation
- Überprüfung des protokollgemäßen Studienablaufs
- Kontrolle über korrekte Patientenaufklärung und Einholen der Patienteneinverständniserklärung
- Überprüfung des Prüfarztordners auf Vollständigkeit und Aktualität

Um den Besuch des Monitors im Prüfzentrum so effektiv wie möglich zu gestalten und die Zusammenarbeit zwischen Prüfarzt, Study Nurse und Monitor zu verbessern, ist es wichtig, dass zum Monitorbesuch alle notwendigen Krankenakten vorliegen, einschließlich auswärtiger Befunde, die CRFs alle korrekt und vollständig ausgefüllt sind und ebenfalls für den Monitor bereit liegen, der Prüfarztordner vollständig und aktuell ist. Der Monitor ist an einer guten Zusammenarbeit interessiert und wird versuchen, den Prüfarzt bei seinen Aufgaben soweit es geht zu unterstützen.

5.4.1 Quelldatenvergleich

Ziel einer klinischen Prüfung ist es z.B., eine Aussage über die Wirkung und/oder die Verträglichkeit eines Produkts zu erhalten. Insofern müssen die Daten, auf denen diese Aussage beruht, einer kontinuierlichen Qualitätskontrolle

unterzogen werden. Folgerichtig nimmt die Quelldatenkontrolle beim Monitoring vor Ort die meiste Zeit in Anspruch. Ziel ist es, die fehlerfreie Übertragung der Patientendaten in die CRFs sicherzustellen.
Anhand der Patientenakte überprüft der Monitor die folgenden Daten:

- demographischen Daten wie Initialen und Geburtsdatum
- Vorliegen einer vom Patienten persönlich unterschriebenen und datierten Einverständniserklärung
- Vorerkrankungen, Diagnosen und Begleitmedikamente
- Laborwerte
- Nebenwirkungen
- eventuell aufgetretene schwerwiegende unerwünschte Ereignisse
- protokollgemäße Verabreichung der Therapie

Alle Angaben in den Originalunterlagen müssen an passender Stelle in den CRFs zu finden sein, und umgekehrt müssen für die Eintragungen im CRF Quelldokumente zu finden sein.

»Was nicht dokumentiert ist, wurde nicht gemacht«. **i**

Beim Quelldatenvergleich unterscheidet man inhaltlich zwei Arten: Der Unterschied liegt hierbei in der Anzahl der zu kontrollierenden Parameter. Der 100%-Check umfasst alle Parameter der Dokumentationsbögen, die durch die Patientenakte verifiziert werden können. Die Eckdatenkontrolle untersucht dagegen ausgewählte Parameter, die für die Studie von besonderer Bedeutung sind. Welche Art von Quelldatenvergleich in einer Studie vorgenommen wird, wird vor Studienbeginn im Monitoringplan festgehalten.

5.4.2 Umgang mit Rückfragen

Wo immer Menschen tätig sind, können Irrtümer und Fehler geschehen. Doch sind nicht nur menschliche Schwächen allein Ursache von Datenänderungen, auch bei absolut fehlerfreier Eintragung in die Erhebungsbögen kann noch eine Überarbeitung notwendig sein.

Ist die Studie beendet und der Quelldatenvergleich durch den Monitor abgeschlossen, übergibt dieser die Dokumentationsbögen dem Datenmanagement, damit dieses die Daten in eine Datenbank eingibt. Dafür müssen die Daten in ein vom Computer verwertbares Format gebracht werden. Spätestens hier stellt sich heraus, wie sorgfältig bei der Erstellung der Dokumentation vorgegangen wurde. Für eine einfache Datenerfassung und -auswertung sollte bei der Dokumentation mit möglichst wenigen Freitextfeldern gearbeitet werden, da diese schwer bis gar nicht auswertbar sind. Doppelabfragen sind zu vermeiden.
Dies erfordert ein Umdenken von der etwas vagen, umschreibenden Ausdrucksweise in harte, klare und eindeutige Fakten. Dies macht gelegentlich ein Umformulieren oder Modifizieren von ursprünglichen Angaben notwendig. Oft werden Angaben auch wiederholt abgefragt und möglicherweise vom Arzt unterschiedlich beantwortet, oder der Monitor entdeckt bei der Quelldatenkontrolle Informationen, die nachgetragen werden müssen.
Aus all den genannten Gründen müssen häufig Korrekturen der Eintragungen oder Änderungen der bereits übermittelten Daten erfolgen. Um jeglichen Vorhaltungen der Datenfälschung entgegnen zu können, müssen notwendige Korrekturen sehr sorgfältig dokumentiert und abgezeichnet werden.
Viele Datenerhebungsbögen werden mit einem oder mehreren Durchschlägen hergestellt. Sind diese Durchschläge einmal getrennt, sind Änderungen nicht mehr möglich, da sonst geänderte und nicht geänderte Versionen existieren würden. Aus diesem Grund sollte nach der Trennung der einzelnen Durchschläge für Korrekturen oder für die

Klärung von Rückfragen ein separates Formblatt verwendet werden. In dieses Formblatt werden Rückfragen und Antworten bzw. Datenänderungen eingetragen, ohne dass sie in den ursprünglichen Datenerhebungsbögen nachgetragen werden müssen.
Dieser doch recht aufwändige Prozess entfällt zum größten Teil bei einer elektronischen Dokumentation, da mögliche Unplausibilitäten hier direkt bei der Dateneingabe vom Programm erkannt werden und sofort bearbeitet werden können. Es ist nicht mehr nötig, auftretende Rückfragen ggf. Monate später zu beantworten, wenn die Patientenakte längst im Archiv ist. Außerdem können Rückfragen vom Monitor ebenfalls elektronisch gestellt und vom Arzt beantwortet werden, sodass die Aufbewahrung der Formblätter zusammen mit den CRFs entfällt.

5.4.3 Was bedeutet Drug Accountability?

Wird während einer Studie Studienmedikation ausgegeben, ist es erforderlich, dass die Lieferung, Ausgabe an den Patienten und Rücknahme der Medikamente genau dokumentiert wird. Studienmedikation ist nur für Studienpatienten gedacht. Es versteht sich von selbst, dass deshalb mit Medikation für klinische Prüfungen sehr sorgfältig umgegangen werden muss. Sie muss separat von anderen Medikamenten gelagert werden, der Zugriff sollte kontrolliert sein, am besten in einem verschließbaren Raum, der nur autorisiertem Personal zugänglich ist. Für jeden Patienten wird eine Liste über die Ausgabe geführt, unter Angabe von Datum, Patientennummer und Menge sowie Rücknahme der Studienmedikation.
Der genaue Verbleib der Studienmedikation muss dokumentiert und nachvollziehbar sein. Die Dokumentation übernimmt entweder der Prüfarzt oder der Apotheker. Der Monitor nimmt Einsicht und kontrolliert die Auflistungen auf Richtigkeit und Vollständigkeit (z.B. Nachzählen der Restmedikation).

5.5 Abschlussbesuch

Wenn der letzte Patient die Studienphase (inklusive eventueller Nachuntersuchungen) abgeschlossen hat, gilt die Studie im Zentrum als beendet. Beim Studienabschlussbesuch ist die Datenverifizierung und Medikamentenliste (drug accountability) ggf. zu vervollständigen, und alle Unterschriften vom Prüfarzt sind auf Formblättern einzuholen. Der Monitor sammelt alle CRFs (auch leere), Restmedikation und leere Behältnisse ein. Der Prüfarzt behält Kopien der Dokumentationsbögen, die er zusammen mit den Studienunterlagen 15 Jahre aufbewahren muss.

5.6 Inspektionen

Bei einer Inspektion (Audit) der Studie im Prüfzentrum durch die zuständige Behörde steht besonders die Wahrung der Patientenrechte und -sicherheit im Vordergrund. Daneben geht es um die Überprüfung der Quelldatenaufzeichnung und die Einhaltung der Formalitäten.
Da Inspektionen angekündigt werden, empfiehlt es sich, den Monitor über die anstehende Inspektion zu informieren. Somit besteht die Möglichkeit, gemeinsam die Inspektion vorzubereiten und alle notwendigen Dokumente und Unterlagen auf den aktuellen Stand zu bringen.
Weiterhin sollte der Monitor auch bei der Inspektion direkt anwesend sein, damit er für Fragen zur Verfügung steht. Gerade wenn es um Fragen hinsichtlich der Gesamtstudie geht, können diese vom Monitor meist besser beantwortet werden.
Nach dem neuem AMG können Inspektionen auch durch die Bundesoberbehörde durchgeführt werden.

6 Studiendokumentation

Dokumentationen müssen sowohl den Anforderungen an eine leichte Dokumentierbarkeit seitens des Prüfarztes als auch den Anforderungen des Datenmanagements gerecht werden.
Grundsätzlich gilt bei der Erstellung einer Dokumentation: »Weniger ist mehr«. Auf die Abfrage unbrauchbarer und redundanter Informationen sollte verzichtet werden. Nur die Daten sollen erfasst werden, die auch tatsächlich benötigt werden.

6.1 Anforderungen an eine gute Dokumentation

Prüfbögen sollten ohne erneutes Lesen des Prüfplans selbsterklärend, übersichtlich, konsistent mit dem Prüfplan und praktikabel für die Prüfärzte und deren Mitarbeiter sein. Zu den grundsätzlichen Inhalten einer Dokumentation gehören:

- Einschluss- und Ausschlusskriterien
- Demographie, Risikofaktoren, Anamnese
- bei Einschluss von Frauen im gebärfähigen Alter regelmäßige Abfrage nach Einhaltung der Kontrazeption und Durchführung eines Schwangerschaftstest, mindestens vor Beginn und am Ende der klinischen Prüfung
- Diagnose bzw. Begleitdiagnose
- Vortherapie
- Begleitmedikation
- Laborwerte
- unerwünschte Ereignisse (UE, AE) und schwere unerwünschte Ereignisse (SUE, SAE)
- Ende der Therapie bzw. Therapieabbruch
- Verbrauch und Verbleib der Studienmedikation
- Erfassung der einzelnen Studienmedikationsausgaben und -rücknahmen

Diese grundsätzlichen Inhalte werden bei der Erstellung der CRFs für eine bestimmte Prüfung gekürzt oder angepasst bzw. an den entsprechenden Stellen ergänzt.

6.2 Papierdokumentation – elektronische Dokumentation

Bei der Papierdokumentation werden die zu erhebenden Daten in ein Papier-CRF eingetragen. Dieses Papier-CRF verbleibt im Zentrum, bis der Monitor den Originaldatenvergleich vorgenommen hat und die Dokumentationsbögen mitnimmt. Der Monitor schickt die Dokumentationsbögen entweder an den Sponsor oder die CRO. Von hieraus gelangen sie zum Statistiker für die Datenerfassung (Datenmanagement) (s. Abschnitte 5.5.1 und 5.5.2). Das Datenmanagement gibt die Daten in eine Datenbank ein und bereitet die Daten so auf, dass sie statistisch auswertbar sind. Die Datenverarbeitung beinhaltet die doppelte Eingabe der Daten durch zwei Personen mit Datenabgleich und Datenanalyse. Bei diesen Checks werden die Logik, Struktur, Plausibilität und medizinische Richtigkeit der Daten nochmals überprüft. Daraus entstehen ggf. Rückfragen, die dann vom Monitor mit dem Prüfarzt besprochen werden müssen.
Gegenüber der herkömmlichen Papierdokumentation geht der Trend immer mehr hin zur elektronischen Dokumentation. Dabei gibt es zwei unterschiedliche Verfahren:

- Das Dokumentationsprogramm liegt auf einem lokalen Rechner im Zentrum – durch die dezentralen Datenbanken müssen die Daten zusammengeführt werden.
- Webbasierte Dokumentation – Vor Ort wird nur ein gängiger Browser und Internetzugang benötigt. Die Dokumentation erfolgt in eine zentrale Datenbank. Die Daten sind jederzeit zentral verfügbar.

Die Vorteile der elektronischen Dokumentation gegenüber der Papierdokumentation lassen sich wie folgt zusammenfassen:

- Beschleunigung des Studienverlaufs
  - Datenerfassung ohne den Umweg über Papierdokumentation (CRF-Druck und -Versand entfallen)

    - klassische erste und zweite Dateneingaben entfallen
    - automatische »Echtzeit-Query-Erstellung«: Datenüberprüfung bereits beim Abspeichern auf Vollständigkeit und Plausibilität möglich
- Verbesserung der Studienqualität
    - zeitnahes zentrales Monitoring (RMS = Remote Monitoring System), frühzeitige Korrekturen möglich
    - zeitige Identifikation von Schwachstellen
    - zeitnahes Erkennen und Eingreifen bei Auftreten von erhöhten Toxizitäten (Patientensicherheit)
- Verbesserung der Datenqualität
    - bei der Eingabe durch den Arzt durch Warnmeldungen bzw. Zurückweisungen schon bei der Dokumentation
    - automatische Prüfung von Unstimmigkeiten bei der Dateneingabe (z. B. männlich + schwanger)
    - zentrale »Echtzeit-Query-Erstellung« Bearbeitung schon vor dem Monitorbesuch möglich (Abfrage leerer Felder, nicht plausible Daten etc.)
- zeitnahe Verfügbarkeit der Daten für Interimanalysen
    - beim Einsatz des »adaptiv-sequenziellen« Designs Kostenoptimierung durch Anpassung des Studienprotokolls (Fallzahlschätzung) aufgrund von Zwischenergebnissen
    - Reduktion der Häufigkeit falsch-negativer Studienergebnisse

Datenschutz und Sicherheit bei elektronischer Dokumentation im Internet

Hinsichtlich des Datenschutzes sind sowohl bei der Papier- als auch bei der elektronischen Studiendokumentation die Vorgaben des Sozialgesetzbuches (SGB) und die einschlägigen Gesetze auf Bundes- und Landesebene zu beachten. Weiterführende Informationen zu Gesetzen, Verordnungen sowie Zuständigkeiten innerhalb der Bundesländer finden sich unter www.datenschutz.de. Es empfiehlt sich weiterhin, den Datenschutzbeauftragten der durchführenden Klinik bereits in der Studienkonzeptionsphase mit einzubeziehen.

Aus Sicht des Datenschutzes wird grundsätzlich unterschieden nach:

- organisatorischen Maßnahmen und Verfahren
- technischen Verfahren

Letztere sind für die elektronische Dokumentation von besonderer Bedeutung.
Entlang der grundlegenden Sicherheitsziele, die von elektronischen Systemen zur medizinischen Datenverarbeitung gewährleistet sein müssen, werden im Folgenden die Verfahren und Methoden beschrieben, die Stand der Technik sind.

Sicherheitsziel	Mögliche Verfahren und Methoden
Vertraulichkeit Der Arzt muss die Vertraulichkeit der erhobenen, gespeicherten, übermittelten oder sonst verarbeiteten Daten gewährleisten, d.h. nur Befugte dürfen personenbezogene Daten zur Kenntnis erhalten bzw. davon Kenntnis nehmen können.	• Verschlüsselung der zu übertragenden Daten mittels SSL-Protokoll (Secure Socket Layer) bzw. dessen Nachfolger TLS (Transport Layer Security). Hierbei ist ausschließlich eine starke Verschlüsselung (»128-Bit«) möglich. • Anonymisierung bzw. Pseudonymisierung der Patientenstammdaten
Authentizität (Zurechenbarkeit) und Revisionsfähigkeit Die Authentizität der erhobenen, gespeicherten, übermittelten oder sonst verarbeiteten Daten muss gewährleistet sein, d.h. der Urheber für einen patientenbezogenen Verarbeitungsvorgang muss jederzeit eindeutig feststellbar sein.	• Protokollierungen von Änderungen in den Datensätzen in einem »Audit Trail«. Damit wird vollständig dokumentiert, zu welchem Zeitpunkt welcher Nutzer welche Änderungen durchgeführt hat.

Die Revisionsfähigkeit der erhobenen, gespeicherten, übermittelten oder sonst verarbeiteten Daten muss gewährleistet sein, d.h. die Verarbeitungsprozesse müssen lückenlos nachvollzogen werden können, und es muss festgestellt werden können, wer wann welche patientenbezogenen Daten auf welche Weise verarbeitet hat.	• Elektronische Unterschrift des eCRFs durch Prüfarzt und Monitor
Integrität und Verfügbarkeit Die Integrität und die Verfügbarkeit der erhobenen, gespeicherten, übermittelten oder sonst verarbeiteten Daten müssen gewährleistet sein, d.h. personenbezogene Daten müssen während aller Phasen der Verarbeitung unversehrt, vollständig und widerspruchsfrei bleiben.	• Nur Einsatz von verifizierbaren und validierbaren Programmen und Verfahren • Beachtung von technischen Standards • Zertifizierung von Programmeigenschaften durch externe Stellen
Validität Die Validität der erhobenen, gespeicherten, übermittelten oder sonst verarbeiteten Daten muss gewährleistet sein, d.h. personenbezogene Daten müssen aktuell in der für den Nutzungszweck angemessenen Qualität verarbeitet werden.	• Interne Verfahren zur Qualitätssicherung • Verwendung von standardisierten Hardware- und Software-Komponenten
Nicht-Abstreitbarkeit von Datenübermittlungen Die Nicht-Abstreitbarkeit des Sendens und des Empfangens von patientenbezogenen Dokumenten muss gewährleistet sein.	• Bei einem Server (zentralen Rechner) erfolgt dies durch ein Serverzertifikat. • Auf der Client-Seite (Arbeitsplätze der Nutzer) in der Reihenfolge des Sicherheitslevels:

	Benutzernamen und Passwort (ggf. mit TAN), Client-Authentifizierung durch Browser-Zertifikate und Chipcard-Verfahren (Signaturgesetz-konform).
Nutzungsfestlegung Medizinische Datenverarbeitungssysteme müssen es ermöglichen, für jedes patientenbezogene Dokument den Nutzerkreis sowie abgestufte Nutzungsrechte festzulegen und Nutzungsausschlüsse zu definieren.	• Differenziertes Rollen- und Rechtesystem (z.B. Prüfarzt hat Lese- und Schreibrechte auf seine Patienten; der Monitor nur Leserechte auf seine Patienten). • Dokumentation von Verfahrensanweisungen

6.3 Häufig auftretende, vermeidbare Fehler

An dieser Stelle sollen einige Beispiele aus der onkologischen Praxis gezeigt werden, die beim Monitoring vor Ort immer wieder zu Fragen führen:

- Ein- und Ausschlusskriterien werden nicht eingehalten. Mit den Ein- und Ausschlusskriterien wird sichergestellt, dass nur bestimmte Patienten in die Studie aufgenommen werden. Werden Patienten eingeschlossen, deren Tumorstadium z.B. bereits zu weit fortgeschritten ist oder die wegen ihres Allgemeinzustands nicht in eine Studie gehören, können sie die späteren Studienergebnisse beeinflussen, weil bei ihnen das Ansprechen der Therapie schlechter ist oder vermehrt Nebenwirkungen auftreten.
- Vorbestehende Symptome werden nicht ausreichend erfasst und dokumentiert. Dadurch können auftretende unerwünschte Ereignisse der Therapie zugerechnet werden, obwohl sie bereits vor Therapiebeginn bestanden.

- Bei der Abfrage von Start- und Enddaten müssen diese auch immer dokumentiert werden. Wurde ein Medikament nur an einem Tag gegeben, ist das Startdatum gleich dem Enddatum und muss dementsprechend doppelt dokumentiert werden.
- Untersuchungen müssen entsprechend dem Prüfplan durchgeführt werden. Gerade bei apparativen Untersuchungen ist darauf zu achten, dass auch tatsächlich die benötigten Informationen übermittelt werden und nicht nur der Befund, dass »alles im Normalbereich liege«. Dies tritt z.B. häufig bei der Echokardiographie auf. Im Rahmen von Studien wird nicht nur geprüft, ob die Ejektionsfraktion (EF) im Normalbereich liegt, sondern es wird die genaue linksventrikuläre EF bzw. das FS (fractional shortening) abgefragt, damit Veränderungen während der Therapie oder auch in der Nachbeobachtung besser festzustellen sind.
- Ein weiterer häufiger Fehler ist, dass gerade bei Papierdokumentationen meistens nicht auf die angegebene Einheit der Laborwerte geachtet wird. Daher werden Laborwerte dokumentiert, die für die entsprechende Einheit zu hoch bzw. zu niedrig sind. Auch dies führt häufig zu Rückfragen.
- Werden in einer Studie Tumormessungen zu Beginn und am Ende der Studie verlangt, müssen diese Untersuchungen immer mit derselben Methode durchgeführt werden, denn nur so ist die Ansprechrate aus den angegebenen Daten eindeutig nachzuvollziehen.
- Aufgetretene Nebenwirkungen werden nicht nach der Liste des NCI (National Cancer Institute) kodiert. Wie in Kapitel 5.5.2 ausgeführt, kann das Datenmanagement nur klare und eindeutige Fakten in die Datenbank eingeben, und daher führen Umschreibungen von Nebenwirkungen häufig zu Rückfragen.
- Formale Aspekte der Dokumentation, z.B. Ausfüllen aller Felder, Abzeichnen von vorgenommenen Änderungen etc., werden nicht eingehalten

- Last but not least ist bei Papierdokumentationen eine gut lesbare Schrift für die Dokumentation unerlässlich.

Die Beachtung einiger allgemeiner Regeln erleichtert die Dokumentation und reduziert den Arbeitsaufwand für den dokumentierenden Arzt. Denn die nachfolgend aufgeführten Punkte werden während des Monitorbesuchs immer wieder angemerkt. Werden diese Regeln eingehalten, kann die Zeit des Monitors effektiver für den eigentlichen Quelldatenvergleich und die sich daraus ergebenden Fragen genutzt werden. Dies verkürzt den Aufenthalt des Monitors im Zentrum. Der Monitor ist dem Arzt dankbar, wenn diese hauptsächlich formalen Aspekte nicht bei jedem Besuch erneut besprochen werden müssen, und auch der Arzt wird sich freuen, wenn er beim Monitorbesuch nicht 30 min lang leere Felder ausfüllen muss bzw. vorgenommene Änderungen abzeichnet. Durch die Einhaltung dieser Regeln wird sich die Zusammenarbeit zwischen Prüfarzt und Monitor verbessern.

- Jedes teilnehmende Zentrum benennt einen für die Studie zuständigen Mitarbeiter, der die Dokumentation vornimmt.
- Jeder, der Einträge in Dokumentationsbögen vornimmt, muss auf der Liste der dokumentierenden Mitarbeiter eingetragen sein, die sich im Prüfarztordner befindet. Er muss das jeweilige Studienprotokoll kennen, sein voller Name, seine Funktion in der Studie, seine Unterschrift und seine Initialen bzw. sein Kürzel müssen in dieser Liste verzeichnet sein. Die Mitarbeiter können während der Laufzeit der Studie wechseln, Beginn und Ende der Studienteilnahme der Mitarbeiter müssen jedoch auf der Liste eingetragen werden. Die Studienleitung erhält am Ende der Studie eine Kopie der Liste.
- Jede Dokumentation muss zum Abschluss datiert und vom Prüfarzt unterzeichnet werden. Je nach Studie können auch nur definierte Abschnitte vom Prüfarzt unterzeichnet sein.

- Jede Änderung auf dem Dokumentationsbogen muss so durchgeführt werden, dass der geänderte Text lesbar bleibt, und mit Datum und Initialen bzw. Kürzel versehen werden.
- Eine Überprüfung der Dokumentationsbögen muss jederzeit möglich sein.
- Alle Felder der Dokumentation müssen ausgefüllt sein, Leerfelder dürfen nicht vorkommen. Alle Felder, die nicht mit Daten gefüllt werden können (z.B. nicht erhobene Laborwerte), sind durchzustreichen oder mit »n.b.« (nicht bestimmt) zu versehen.
- Auf jedem Dokumentationsbogen ist neben den Patienteninitialen und dem korrekten Geburtsdatum die komplette Patientennummer anzugeben.
- Alle Eintragungen müssen mit Kugelschreiber vorgenommen werden.

Die genannten Regeln entfallen zum Teil bei der elektronischen Dokumentation. So werden die Initialen eines jeden Patienten einmal zentral bei der Randomisation bzw. Registrierung des Patienten im System angelegt und müssen nicht auf jeden Bogen eingetragen werden. Auch Änderungen an der Dokumentation müssen nicht extra gekennzeichnet werden, da sie automatisch vom System mit gespeichert werden.

7 Arzt-Patienten-Kommunikation

7.1 Allgemeines zum Arzt-Patienten-Verhältnis

7.1.1 Angst vor den Worten »Krebs« und »Studie«

Viele Patienten fühlen sich geradezu psychisch und physisch »gelähmt«, wenn sie mit der Diagnose Krebs konfrontiert werden. Die Diagnose Krebs wird wie kaum eine andere Krankheit häufig mit einem Todesurteil gleichgesetzt. Viele rationale und irrationale Fragen stellen sich dem Patienten immer wieder zwanghaft neu, nur die wenigsten werden aus- und angesprochen. Die Krankheitsbewältigung scheint zu Anfang nicht möglich, Fragen über Fragen stellen sich dem Patienten und seinen Angehörigen. Der Arzt erfährt in der Regel nie alle Fragen, viele werden aus Scheu und Angst nicht gestellt, viele wegen »Zeitnot« des Arztes nur unbefriedigend beantwortet.
Der Dialog zwischen Arzt und Patient, der Aufbau von Vertrauen, stellt eine große Herausforderung dar und ist die Basis für jedes Aufklärungsgespräch zu klinischen Studien. Dabei sind die Wünsche des Patienten besonders zu berücksichtigen. Viele Patienten wünschen sich, in der Behandlung ihrer Krebserkrankung einen Eigenbeitrag zu leisten. So fordern, nach einer Arbeit von Wallberg und Mitarbeiter, 87 % der befragten Patientinnen mit Brustkrebs, eine aktive Rolle bei der Therapieentscheidung einzunehmen (Wallberg et al. 2000). Der Patient will demzufolge »Handelnder« und nicht ausschließlich »Behandelter« sein. Die aktive Suche nach »lebensqualitätsunterstützenden« Therapien ist prinzipiell von allen Institutionen im Gesundheitssystem zu fördern, zumal Patienten mit »aktiver« Krankheitsbewältigung eine bessere Prognose und Lebensqualität zu haben scheinen als die mit »passiver« Krankheitsbewältigung. Erkennt der Arzt nicht, dass der Krebspatient den Wunsch nach mehr Autonomie beansprucht, kann es zur Aufkündigung des Arzt-Patienten-Verhältnis kommen.
Detmar und Mitarbeiter befragten im Rahmen einer Studie 273 Patienten, die eine symptomorientierte Chemotherapie erhielten, und zehn Ärzte. Die meisten Patienten

gaben an, sowohl über Symptome und körperliche Belange als auch über emotionale Aspekte und andere Bereiche der Lebensqualität mit dem behandelnden Arzt sprechen zu wollen. Frauen hatten im Vergleich zu Männern einen größeren Bedarf an Gesprächen. Ärzte hingegen sahen ihre Hauptaufgabe darin, die körperlichen Symptome ihrer Patienten abzufragen und vermieden meist Fragen zu anderen Lebensbereichen oder verwiesen an andere Institutionen (Detmar et al. 2000). Der Krebspatient, in seiner Extremsituation, will aber in der Regel nicht an verschiedene Personen und Institutionen verwiesen werden. Die Aufteilung der Kompetenzen verhindert langfristig die positive Krankheitsbewältigung des Patienten und lässt das wichtige Patient-Arzt-Vertrauen nicht entstehen.
Die Arzt-Patienten-Beziehung muss sich auch einer besonderen Herausforderung stellen, die sich niemals zuvor in der Medizingeschichte in dieser Intensität stellte. Der Zuwachs an neuer Information in der Medizin ist so umfangreich, dass es nahezu unmöglich ist, diese auch nur zu sichten. Sowohl der Arzt als auch der Patient begegnen dieser Informationsflut über alte und neue Medien, z.B. Internet. So ergibt eine Suchanfrage im Juni 2004 (www.google.de) unter dem Stichwort »Breast Cancer« insgesamt 4120000 Internetseiten zu diesem Thema. Zunehmend wird der Patient sogar vor dem Arzt mit medizinischen Neuigkeiten konfrontiert, da sich Werbekampagnen der Industrie häufig direkt an den Patienten richten. Bevor aber »neue« Ergebnisse in den klinischen Alltag implementiert werden können, müssen diese nach den Prinzipien der evidenzbasierten Medizin interpretiert werden, hierzu bilden Studien die Grundvoraussetzung. Klinische Studien sind unabdingbar, um Fortschritte in der Krebsbehandlung erreichen und für Patienten die besten und effektivsten Therapiestrategien entwickeln zu können.
Der dadurch erhöhte Bedarf an mehr Kommunikation und Diskussion steht in Kontrast zu »weniger Zeit« und »weniger Personal« seitens der Mediziner (Abb. 7, 8).
Nach einer Untersuchung der Brendan-Schmittmann-Stiftung (Waltz 1993) gilt der Arzt in 78 % als bevorzugter

Ansprechpartner von Krebspatienten. Darüber hinaus kommt dem Erfahrungstausch mit anderen Krebspatienten eine herausragende Rolle zu, in 56% wurden diese noch vor Angehörigen und Freunden (36%) genannt. Zum einen sind demnach engagierte Krebspatienten z.B. aus Selbsthilfeinitiativen in die Gespräche zu Therapie und Nachsorge mit einzubeziehen, zum anderen ist das soziale Umfeld (Familie, enge Freunde) in die (peri-)therapeutische Planung unbedingt zu integrieren. Informationsabende und Informationsmaterial (z.B. Broschüren, Videos), Selbsthilfeinitiativen und die stärkere Einbeziehung aller Mitarbeiter, die gemeinsam von verschiedenen Institutionen getragen und mit Personal versorgt werden, können wirksame und hilfreiche Instrumente für den Patienten und Arzt sein.

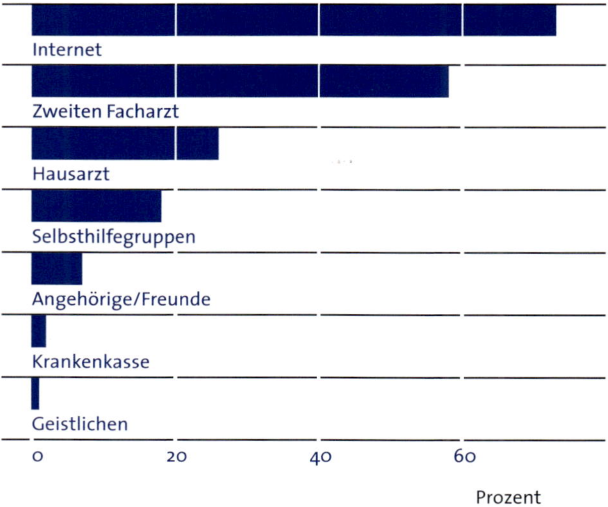

Abb. 7: Wenn Sie überprüfen möchten, ob die Therapie, die Sie gerade erhalten, die richtige ist, an wen wenden Sie sich oder wie gehen Sie vor?
(Ergebnisse einer Umfrage an Patientinnen mit Mammakarzinom; Sehouli et al. (d) 2004)

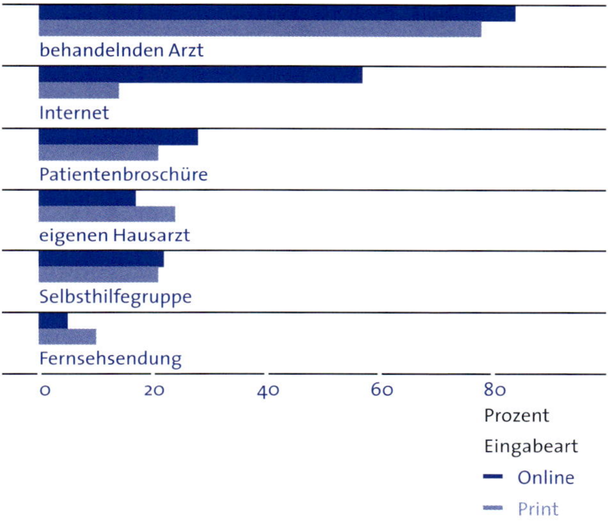

Abb. 8: Welche Informationsquelle halten Sie für die effektivste und patientenfreundlichste, wenn es darum geht, Patientinnen über Therapiemöglichkeiten aufzuklären? (Ergebnisse einer Umfrage an Patientinnen mit Mammakarzinom; Sehouli et al. (d) 2004)

Das Wort »Studie« provoziert bei einigen Patienten Angst und Unsicherheit. Vor allem das Gefühl, ein »Versuchskaninchen« zu sein, steht bei vielen von ihnen im Vordergrund. Hierbei sollten vom Arzt die Bedeutung, der Ablauf und die Vor- und Nachteile einer Studie ausführlich erklärt werden (s. Kap. 8). Bewährt hat sich auch, zu Anfang das Wort »Studie« als »systematische wissenschaftliche Untersuchung« zu erläutern.
Die Furcht vor Desintegration stellt die zentrale Angst des Krebskranken dar; eine Angst, aus der Gesellschaft der Lebenden herausgerissen zu werden, aber auch die Angst, aus der therapeutischen Arzt-Patienten-Beziehung herauszufallen und »austherapiert« zu sein. Auch Worte sind Therapie: Im Laufe seines Berufslebens führt der

onkologisch tätige Arzt ca. 150000 bis 200000 Gespräche mit Patienten und deren Angehörigen. Das Gespräch zwischen Arzt und Patient muss aber systematisch bereits im Medizinstudium trainiert werden und sollte sich nicht auf die Aneignung von Gesprächstechniken beschränken. Hier existieren große Mängel in der medizinischen Aus- und Fortbildung. Der Arzt muss sich dabei der nonverbalen Kommunikation bewusst sein, z.B. Lächeln, Augenkontakt, Handschlag. Ethische und philosophische Aspekte müssen ebenfalls in das Gesprächstraining einbezogen werden. Nach einer Untersuchung der Arbeitsgruppe um Brown bewerteten Krebspatienten die emotionale Unterstützung durch den behandelnden Arzt (74,3%) als wichtiger als seine Informationen (47,6%) (Brown et al. 1997). Der Krebspatient und der behandelnde Arzt sollten sich gemeinsam die Frage stellen »Was ist mir wichtig?« Der Patientenwunsch hat gerade in der onkologischen Therapie besondere Berücksichtigung zu finden.

7.1.2 Wahrhaftigkeit am Krankenbett

Auch hier hat sich ein deutlicher Wandel in der Gesellschaft vollzogen: War es früher akzeptiert, dem Krebspatienten durch Schweigen und Ignorieren Aussagen zur infausten Prognose zu vermitteln, so ist es heute angebracht, dem Patienten die »Wahrheit« zu sagen, auch wenn der Arzt nicht denken sollte, dass er diese trotz seines großen Wissens jemals vollständig erkennen kann.
Oken untersuchte 1961 in den USA das ärztliche Verhalten im Umgang mit Patienten und konnte zeigen, dass nur 10% der Ärzte ihre Patienten darüber aufklärten, dass sie an Krebs erkrankt waren (Oken 1961). Heute werden in der Regel in den westlichen Industriestaaten nahezu alle Patienten über ihre Krebsdiagnose informiert (Carnes u. Brownlee 1996). Der »passive«, »unmündige« und »unwissende« Patient ist durch den »aktiven«, »mündigen« und »kompetenten« Fachpatienten abgelöst worden.
In Entwicklungsländern, aber auch in Japan ist diese Situation allerdings noch anders.

»Gute« Nachrichten zu verkünden ist keine ärztliche Kunst; »schlechte« Nachrichten dem Patienten mitzuteilen, ohne ihn in ein tiefes Loch zu stürzen – *das* ist ärztliche Kunst. Auch in einer nach Aktenlage »hoffnungslosen« Situation können positive Aspekte für den weiteren Verlauf gefunden werden, und dies, ohne »Unwahrheiten« zu versprechen.

7.1.3 Bedeutung von Studien für Patienten

Um weitere wichtige Fragen für die klinische Praxis beantworten zu können, sind Studien nach den Regeln der Good Clinical Practice (GCP) Grundvoraussetzung. Die Industrie, Kostenträger und Politiker, aber auch Ärzte und Patienten haben sich hier in noch stärkerem Maße zu engagieren. In klinischen Studien sind Patienten unter »besonderer Betreuung«, sie erhalten in der Regel innovative Therapiekonzepte, deren Überprüfung nur im Rahmen wissenschaftlicher Untersuchungen für die Patienten möglich ist. Auf dem weltweit größten Krebskongress in New Orleans 2000 konnte die österreichische Arbeitsgruppe um M. Gnant zeigen, dass Patientinnen mit Brustkrebs innerhalb von klinischen Studien im Vergleich zu Patientinnen außerhalb von Studien deutlich länger lebten. Klinische Studien dürfen aber den Wunsch des Patienten nach ganzheitlicher Betreuung nicht vernachlässigen.
Die Studienteilnahme sollte sowohl vom Arzt als auch vom Patienten als aktiver Beitrag zur Therapieoptimierung verstanden werden.
Patienten sollten ferner auch bei der Studienplanung beteiligt werden. In den USA z.B. spielen Patienten eine sehr wichtige Rolle selbst bei der Zulassung von neuen Medikamenten durch die Food and Drug Administration (FDA). Patienten erleben oftmals die Aufklärung als unverständlich und fordern verständliche Erklärungen sowie schriftliche Informationen.
Krebspatienten sollten daher frühzeitig in die wissenschaftlichen Konzepte einbezogen werden, um unter anderem gemeinsam mit den Medizinern patientenorientierte Ziele zu definieren, die Patienteninformationen noch

verständlicher zu gestalten und allgemein die Akzeptanz von klinischen Untersuchungen zu erhöhen. Studien können somit dem Wunsch des Krebspatienten nach Leistung eines Eigenbeitrages gerecht werden.

7.2 Psychologische Aspekte der therapeutischen Maßnahmen

Die Angst vor »aggressiven« Therapien und schweren Nebenwirkungen steht für den Patienten ganz im Vordergrund und übt maßgeblich Einfluss auf sein Verhalten aus. Gerade Behandlungsformen wie Strahlen- und Chemotherapie sind sehr negativ besetzt. Auch hierbei beeinflussen vor allem das Vertrauen in den Arzt, die erhaltenen Informationen und erlebte Aufklärung entscheidend die Bewältigungsstrategien des Patienten (s. auch Kap. 8.7).
Neben der dosierten Vermittlung von Informationen zu möglichen Risiken und Nebenwirkungen der jeweiligen Therapie ist besonders auf den Umgang mit ihnen einzugehen (z.B. Gabe von Wachstumsfaktoren bei Leukozytopenie). Besondere Bedeutung für die Patienten haben der mögliche Einfluss und die Auswirkung der einzelnen Interventionen auf den Alltag. Gerade dieser Aspekt sollte im Arzt-Patienten-Gespräch besonders intensiv diskutiert werden.

i **Auch wenn es aus organisatorischen und logistischen Gründen unumgänglich ist, dass verschiedene Ärzte in die Betreuung des Patienten involviert sind, sollte eine motivierte und kompetente Person Hauptansprechpartner sein.**

7.2.1 Chirurgie

Wenn der operative Eingriff mit dem Verlust von Körperteilen oder Organen verbunden ist, sollte neben der resultierenden Einschränkung oder dem Verlust bestimmter Körperfunktionen auf die psychischen Aspekte eingegangen werden. In der Gynäkologie z.B. werden ausnahmslos die Intimsphäre und die körperliche und psychische Integrität beeinflusst. Unmittelbar, aber in vielen Fällen auch erst mit einer Latenz von vielen Wochen bis Monaten (z.B. nach einer Ablatio mammae) können depressive Reaktionen eintreten, auf die der Patient bewusst hingewiesen werden sollte, um geeignete Maßnahmen bereits frühzeitig in Anspruch zu nehmen.

7.2.2 Strahlen- und Chemotherapie

In der Regel werden Strahlen- und Chemotherapie negativer und »unheimlicher« als die Operation empfunden. Bereits die Indikation verursacht meist Ängste, da der Patient das Gefühl hat, dass eine eventuell vorangegangene Operation unvollständig war und die Erkrankung doch schon weit fortgeschritten ist. Heute wird insgesamt die Indikation zu einer adjuvanten Behandlung (z.B. Mamma-, Ovarial- und Zervixkarzinom) aufgrund von eindrucksvollen Studienergebnissen großzügig gestellt. Deshalb ist bereits bei der Aufklärung zur Operation auf die mögliche (wahrscheinliche) Anschlussbehandlung einzugehen, ohne aber den Patienten durch Details zu sehr zusätzlich zu belasten.
Außerdem ist auf die Wirkungsweise einer Chemo- oder Strahlentherapie (z.B. Hemmung der Zellteilung) und auf den Grund der Indikationsstellung (z.B. Nennung der Risikofaktoren für ein Wiederauftreten der Krebserkrankung) detailliert einzugehen. Das »Warum« (Rationale für die Therapie) sollte dem Patienten klar werden. Auf die möglichen Nebenwirkungen (z.B. Übelkeit, Erbrechen, Diarrhoe, Anämie), deren Auswirkungen und mögliche Vorbeugung sowie Behandlung sollte der Patient vorbereitet und dahingehend ermutigt werden, bei Auftreten von Nebenwirkungen umgehend den Arzt zu informieren. Der Patient und sein soziales Umfeld müssen die Möglichkeit erhalten, sich mit der Therapie zu identifizieren.
In einem Workshop der Nord-Ostdeutschen Gesellschaft für Gynäkologische Onkologie e.V. und dem Onkologischen Patientenseminar Berlin-Brandenburg e.V. gaben

die Patienten an, dass besonders das Warten auf den Arzt (»An- und Abhängen« der Chemotherapie) und die Strahlentherapie an sich (»zu technisch«) sie psychisch belastet hatten. Auch den Aufenthalt im Wartezimmer empfanden die meisten Patienten als sehr belastend.
Während der Chemo- und Strahlentherapie sollte mit dem Patienten empathisch und kontinuierlich kommuniziert werden. Wichtig erscheinen besonders die Erfahrungen mit der ersten Gabe oder Applikation. Deshalb sollte beim Beginn der Therapie auf Ruhe und eine ausreichende Betreuung geachtet werden. Nach einer Studie an der Frauenklinik der Charité wird das »Musikhören« während einer Chemotherapie als sehr positiv empfunden. Weitere Angebote wie psychosomatische Mitbetreuung, Maltherapie, physiotherapeutische Maßnahmen (z.B. Massage, Krankengymnastik) verbessern häufig das Wohlbefinden und sollten großzügig angeboten werden (Fischer u. Weblus, pers. Mitt.).

7.3 Subjektive Krankheitstheorien

Unter subjektiven Krankheitstheorien werden Erklärungsmodelle für die Entstehung von verschiedenen Krankheiten aus Sicht des Patienten verstanden. Der Terminus »Laienhypothese« (health belief model) wird häufig als Synonym verwendet.
Die Diskrepanz zwischen den Erklärungstheorien des Arztes und des Patienten wird als eine Hauptursache von Non-Compliance angesehen. Um auch mögliche Vorurteile und Bedenken gegen bestimmte Therapien besser verstehen zu können, ist die Kenntnis von subjektiven Krankheitstheorien hilfreich. Patienten entwickeln diese Laientheorien im Rahmen ihrer Krankheitsbewältigung. Diese existieren häufig völlig unabhängig von korrekten Zusammenhängen, sind aber aus Sicht des Patienten durchaus »rational«.
In einer Studie in der Ovar-Sprechstunde der Frauenklinik der Charité in Berlin wurden insgesamt 53 Patientinnen mit einem Ovarialkarzinom mittels eines semistrukturier-

ten Fragebogens nach ihren subjektiven Theorien zur Entstehung ihrer Erkrankung interviewt (DGGGC 2001). Als Gründe angegeben wurden privater Stress (58,5%), Genetik (32,1%), beruflicher Stress (30,2%), Ernährung (15,1%), Virusinfektion (9,4%), Umweltverschmutzung (7,5%), Nikotin (5,7%). 15 Frauen hatten Hormone über einen Zeitraum von mindesten 1 Jahr eingenommen. 73,3% dieser Frauen maßen den Hormonen einen Einfluss auf die Karzinomentstehung zu. Andere genannte Gründe waren »Radioaktivität«, »Vergewaltigung«, »vergiftete Lebensmittel«, »Leistenoperation« und »Heimweh«. Drei Patientinnen gaben an, dass sie sich die Frage nach den Ursachen nie gestellt hätten (Abb. 9, 10).
Eine ähnliche Studie an Patientinnen mit Mammakarzinom zeigt ähnliche Ergebnisse. Besonders interessant war hierbei die Tatsache, dass sich die Gründe von Patientinnen in der adjuvanten (kurativen) Situation sich nicht von denen von Patientinnen in der metastasierten (palliativen) Situation unterschieden.
Die subjektiven Krankheitstheorien sind keine unbeeinflussbare Konstante, auch wenn sie im Einzelfall über viele Jahre unverändert bleiben. Wenn erhebliche Gegensätze zwischen den Erklärungstheorien des Patienten und des Arztes aufgedeckt werden, kann nur durch verständliche, sachliche und mehrzeitige Information und Aufklärung die »Laienhypothese« verändert werden. Dies kann eine Voraussetzung für eine positive Einstellung zur Krankheit und (Studien-)Behandlung sein. Es ist nicht ratsam, diese individuellen Erklärungsversuche als »völligen Quatsch« einzustufen, dies kann zu einem Vertrauensbruch im Arzt-Patienten-Verhältnis führen und hemmt den Patienten, Ängste und Gedanken dem Arzt mitzuteilen. Vor allem wenn sich Patienten durch die von ihnen aufgestellten Hypothesen selbst die Schuld an der Krebserkrankung geben, ist ihnen zusätzliche professionelle psychotherapeutische Hilfe anzubieten. Ärzte sollten die Patienten aktiv nach den Laienvorstellungen befragen, um auf die teilweise falschen Theorien eingehen zu können und somit eine bessere Compliance

zu ermöglichen. Da unvollständige Information und Aufklärung als eine der Hauptursachen für Non-Compliance angesehen wird, ist das Arzt-Patienten-Gespräch noch intensiver zu gestalten. Ansonsten hat der Patient keine Möglichkeit, die verschiedenen Krankheitstheorien abzuwägen und eine positive Krankheitsbewältigung zu erfahren.

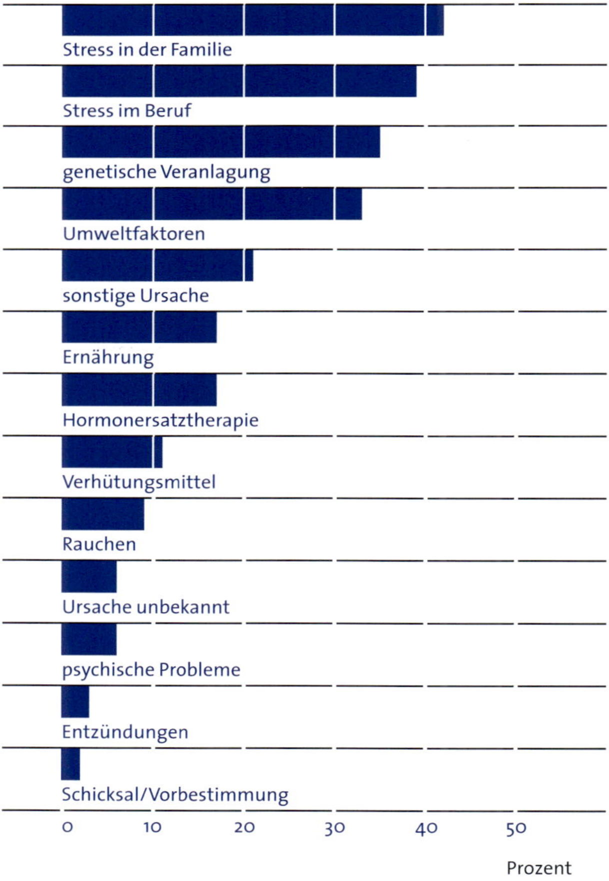

Abb. 9: Was glauben Sie, sind die Ursachen Ihrer Erkrankung? (Ergebnisse einer Umfrage an Patientinnen mit Mammakarzinom; Sehouli et al. (d) 2004)

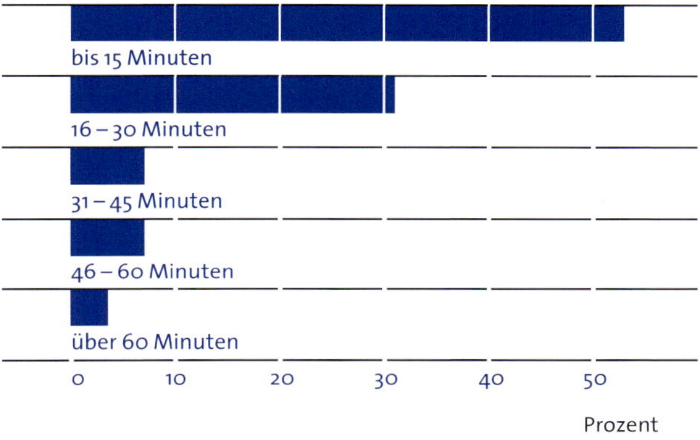

Abb. 10: Wie lange dauerte das Gespräch, in dem Sie von Ihrem Arzt die Diagnose »Sie haben Brustkrebs« erhielten, ungefähr? (Ergebnisse einer Umfrage an Patientinnen mit Mammakarzinom; Sehouli et al. (d) 2004)

8 Arzt-Patienten-Gespräch

8.1 Prinzipielle Aspekte für das Arzt-Patienten-Gespräch

8.1.1 Allgemeine Grundsätze

- Das Aufklärungsgespräch muss systematisch vorbereitet werden.
- Der aufklärende Arzt sollte dem Patienten vorher bekannt sein.
- Der Patient sollte durch Vorgespräche informiert werden, damit er sich auf das Gespräch vorbereiten kann, z.B. Fragen formulieren oder Angehörige verständigen und in das Gespräch einbinden.
- Die Aufklärung muss schrittweise erfolgen; der Patient muss Gelegenheit haben, Vertrauen aufzubauen.
- Am Anfang sollte immer das gesprochene Wort stehen.
- Schriftliche Informationen sollten dem Patienten erst nach einem Vorgespräch ausgehändigt werden, sie können als Grundlage für das eigentliche Gespräch zur Studie dienen.
- Die Aufklärung kann und darf nicht in 10 min erfolgen.
- Ort, Zeitpunkt und Zeitrahmens des Gespräches müssen geplant werden.

8.1.2 Gesprächsführung

- Der Patient sollte durch die Gesprächsführung nicht das Gefühl haben, man wolle ihn zu etwas überreden.
- Das Gespräch sollte freundlich und mit Respekt gegenüber den Gedanken und Gefühlen des Patienten erfolgen.
- Niemand, auch der Patient nicht, möchte das Gefühl haben, er sei nur eine »Karteinummer«.
- Es ist darauf zu achten, dass die nonverbale (Körpersprache) mit der verbalen Kommunikation übereinstimmt. Die Verständlichkeit einer Information kann gesteigert werden, wenn »mit Händen und Füßen« gesprochen wird. Dennoch ist eine betonte Körpersprache nicht für jeden Prüfarzt das Richtige. Die Sprache muss zu der Persönlichkeit passen.

- Blickkontakt ist wichtig.
- Die Auswahl der Sprache sollte verständlich sein (wenig Fachausdrücke benutzen), die Beschreibung der Studie gegenüber einem Patienten entspricht nicht einem wissenschaftlichen Vortrag darüber.
- Die Sprachmelodie sollte nicht monoton sein, die Gesprächsführung ruhig und ohne Hektik.
- Der Patienten muss ausreden dürfen; der Arzt sollte die Möglichkeit ergreifen, Ängste des Patienten zu erkennen, ihn zu Fragen motivieren und diese auch beantworten.
- Organisatorische Fragen für den Patienten sollten mit in das Gespräch eingebunden werden: Wann findet die Therapie statt, welche organisatorischen Hilfestellungen gibt es?
- Das praktische Vorgehen muss erläutert werden: Wie wird die Therapie appliziert, welche Nebenwirkungen sind zu erwarten, was kann man dagegen tun?
- Wichtig ist die Betonung, dass der Patient während der Therapie nicht sich selbst überlassen bleibt und ihm bei Auftreten von Nebenwirkungen oder sonstigen Problemen stets geholfen wird: z.B. durch die grundsätzliche Möglichkeit der stationären Aufnahme, Einbinden des Hausarztes in die Therapie, 24-Stunden-Bereitschaftsdienst über die Rettungsstelle des Krankenhauses.
- Familie oder Bekannte können in das Gespräch eingebunden werden, vorausgesetzt der Patient wünscht dies (aktiv danach fragen!). Den Angehörigen wird damit die Möglichkeit geben, die Therapieentscheidung im Rahmen einer Studie zu verstehen und sich mit ihr zu identifizieren.

8.2 Checkliste für das Aufklärungsgespräch

Folgende Aspekte sollten individuell an den jeweiligen Patienten angepasst werden (Einzelheiten s. Kap. 8.7):
- Vorinformationen
- Vorbereitung des Aufklärungsgespräches
- Gesprächstechnik

8.3 Wie motiviere ich Patienten zur Teilnahme an klinischen Studien?

Wenn Du ein Schiff bauen willst, dann trommle nicht Männer zusammen, um Holz zu beschaffen, Aufgaben zu vergeben und die Arbeit einzuteilen, sondern lehre die Männer die Sehnsucht nach dem weiten, endlosen Meer (Antoine de Saint Exupéry).

i **Erfolgreiche Medizin, mit der Patient und Arzt zufrieden sind, ist ohne Motivation nicht möglich. Dabei ist das Arzt-Patienten-Gespräch das Motivationsinstrument überhaupt.**

Unter Motivation wird der Vorgang verstanden, in dem ein Motiv aktiviert und eine Handlung oder ein Denken in Gang gesetzt wird. Damit ist nicht Manipulation des Patienten gemeint; Manipulation bedeutet, dem Patienten mit unfairen Techniken zu begegnen. Analog den vier Grundregeln von Geisler (1992) sollten folgende Fragen vor dem Aufklärungsgespräch gestellt werden:

- Ist der Patient überhaupt motivierbar? Hat er Interesse?
- Wie wichtig ist das Ziel der Motivation? Hiermit ist gemeint, dass die Gründe für die Studientherapiewahl für den Patienten erkennbar und verständlich sein müssen. Wichtig ist zudem, dass der Patient die Rationale, die Notwendigkeit der Studie verstehen kann.
- Wo liegen die größten Widerstände?
- Bin ich als Arzt selbst genügend motiviert?
  Der Motivationserfolg beim Patienten ist sehr eng mit der Einstellung des aufklärenden Arztes verbunden. Der Arzt ist somit wichtigster Motivations- und Demotivationsfaktor.

Motivation wird von allgemeinen Bedürfnissen beeinflusst (Corell 1997). Psychologische Grundbedürfnisse sind:

- Unabhängigkeit
- Selbstachtung
- Vertrauen und Zuneigung
- Sicherheit und Geborgenheit
- soziale Anerkennung

Es ist möglich, andere Menschen zu motivieren, wenn man ihre Bedürfnisse kennt. So können z.B. kognitive Bedürfnisse von Patienten befriedigt werden, indem Wissen und neueste Erkenntnisse z.B. zu den Studienmedikamenten vermittelt werden. Sicherheitsbedürfnissen, die Ursache für Ängste und Unsicherheiten sein können, kann begegnet werden, indem die Studie transparent vorgestellt wird, die Untersuchungsmethoden und -zeiträume detailliert vorgestellt und dem Patienten in schriftlicher Form ausgehändigt werden.
Die allgemeinen Aspekte zur Teilnahme an klinischen Studien, wie sie in den Abschnitten 8.4 (»Gründe der Nichtteilnahme und des Studienabbruchs aus Sicht des Patienten«) und 8.6 (»Wie erkläre ich Randomisation?«) beschrieben sind, haben bei der Motivation ebenfalls wichtigen Einfluss. Dabei sind gegenüber dem Patienten besonders hervorzuheben:

- sein Zugang zu einer modernen Krebstherapie durch die Studienteilnahme
- sein wichtiger (Selbst-)Beitrag für die Weiterentwicklung der Krebstherapie und für die Forschung in der Medizin, der von anderen Patienten in Zukunft genutzt werden kann
- eine besonders sorgfältige Beobachtung (z.B. Prüfung seiner Akten von mehreren Personen wie Arzt, Monitor)
- wichtige Qualitätskontrolle durch Studien

Außerdem ist es wichtig, sich bewusst zu machen, welche Personen positive oder negative Einflüsse auf den Studienverlauf besitzen.

In einer Promotionsarbeit an der Frauenklinik der Charité untersuchte Frau Dörte Schmieta (Betreuer: Dr. S. Paepke, Dr. J. Sehouli) die psychosoziale Befindlichkeit von Patientinnen mit malignen Erkrankungen, die sich einer Behandlung im Rahmen einer klinischen Studie unterziehen (Schmieta, pers. Mitt.). Nur 13% der Patientinnen hatten bei dieser Untersuchung das Gefühl, ein »Versuchsobjekt« zu sein. 87 % der befragten Frauen hatten den Eindruck, dass der aufklärende Arzt selbst vom Vorteil der Behandlung überzeugt war. Der größte Anteil (87%) der Patientinnen hatte »volles Vertrauen« in den aufklärenden Arzt. Häufige Kommentare:

»Wenn meine Teilnahme an der Studie zur Verbesserung von Krebstherapien führen kann, so hat sich meine Einwilligung schon deshalb gelohnt.«
»Ich glaube, dass man als Studienteilnehmer mehr Aufmerksamkeit und Beobachtung seitens der Ärzte bekommt als Patientinnen in Standardtherapien.«

In dieser Arbeit wurde den Patientinnen auch die Frage gestellt, welche Vorteile sie sich von der Teilnahme an einer Studie erwarten. Tabelle 1 zeigt eine Rangliste der häufigsten Angaben.

Teilnahmegrund	Anzahl	Prozent
Bessere Wirkung, bessere Überlebenschancen	27/51	52,9
Brusterhalt, organschonende Operation*	25/31	80,6*
Weniger Komplikationen, geringere Nebenwirkungen	17/51	33,3
Heilung	16/51	31,4
Bessere Betreuung, genauere Beobachtung	14/51	27,5
Altruismus	7/51	13,7
Individuellere, optimale Dosierung	5/51	9,8
Höhere Lebensqualität	4/51	7,8
Keine Aussage aufgrund mangelnder Vergleichsmöglichkeit	1/51	2,0

* Patientinnen, die an einer neoadjuvanten Therapiestudie (Geparduo, Gepartrio) teilnahmen

Tab. 1: Vorteile durch Studienteilnahme aus Patientensicht

8.4 Gründe der Nichtteilnahme an Studien und des Studienabbruchs aus Sicht des Patienten

Die Gründe für eine Nichtteilnahme oder einen Ausstieg aus einer Studie sind vielfältig und werden von unterschiedlichen Faktoren beeinflusst. Hierzu gehören sowohl prinzipielle Vorbehalte gegen Studien als auch individuelle Gründe, z.B. fehlendes Vertrauen, Angst vor Nebenwirkungen, Angst davor, ein »Versuchskaninchen« zu sein. Da die einzelnen Gründe einer Nichtteilnahme nicht unkritisch auf alle Kliniken und Praxen zu übertragen sind, ist vom »Ärzteteam« eine individuelle Bestandsaufnahme anzustreben und zu versuchen, die Gründe der einzelnen Patienten individuell zu erörtern. So kann es gelingen, Gemeinsamkeiten zu identifizieren und das Aufklärungsverhalten zu optimieren. Die Nichtteilnahme an Studien und der vorzeitige Abbruch auf Wunsch des Patienten gehören in das komplexe Gebiet der Compliance und

Non-Compliance. In einer Umfrage an Patientinnen mit Brustkrebs dachte ein Großteil der Frauen während der Behandlung über einen Abbruch der Therapie nach (Abb. 11)

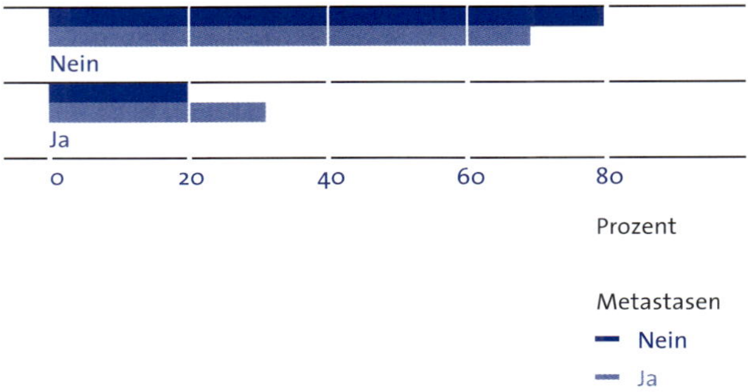

Abb. 11: Haben Sie je im Laufe Ihrer Behandlung daran gedacht, die Therapie abzubrechen?
(Ergebnisse einer Umfrage an Patientinnen mit Mammakarzinom; Sehouli et al. (d) 2004)

Unter Compliance wird die Bereitschaft des Patienten verstanden, eine medizinische Empfehlung zu befolgen. Im Allgemeinen ist die Einnahme bestimmter Arzneien gemeint, die Compliance ist aber ebenso wichtig in der Diagnostik, Therapie und Nachsorge. Auch bei der Frage der Studienteilnahme spielt Compliance eine herausragende Rolle.
Non-Compliance kann das Ergebnis eines Motivationsmisserfolgs sein. In der Psychologie wird das Phänomen der Non-Compliance als Theorie der kognitiven Dissonanz beschrieben.
Im Allgemeinen glaubt der Arzt, über das Phänomen der Non-Compliance Bescheid zu wissen, in der Regel überschätzt er aber die Compliance seiner Patienten und ist oft der Letzte in der Informationskette, der von einer Non-Compliance erfährt (Sackett u. Snow 1979).

Es gibt den Versuch, Compliance in der Arzneimittelbehandlung zu quantifizieren über die Formel (Heuer et al. 1999):

Compliance (%) =
applizierte Menge an Arzneimittel
x 100/verordnete Menge an Arzneimittel

Analog kann eine Einschlussrate für einzelne Ärzte oder Ärzteteams berechnet werden:

Einschlussrate (%) =
Anzahl eingeschlossene Patienten
x 100/Patienten, denen Studienbehandlung empfohlen wurde

Diese Formel besitzt selbstredend keine Allgemeingültigkeit und berücksichtigt nicht die Zahl der Studienabbrecher oder groben Protokollverletzungen, die ebenfalls Formen der Non-Compliance darstellen. Als Orientierung sollte aber die Rate mindestens 80 % betragen, höhere Einbußen der Einschlussrate können Hinweise für Defizite im Studienprotokoll oder in der Arzt-Patienten-Kommunikation sein und bedürfen einer detaillierten Analyse.
Ursachen einer Non-Compliance oder Nichtteilnahme an klinischen Studien können prinzipiell verschiedenen Bereichen zugeordnet werden:

- Krankheit
- Therapieschema
- Interaktion Arzt-Patient, Arzt-Arzt
- Patient

Krankheit

Hierunter sind Auswirkungen der Erkrankung selbst gemeint, wobei die Art der Erkrankung, ihr Schweregrad (Symptome) und die Krankheitsdauer Einfluss haben (Whitney et al. 1993). So können besonders psychiatrische Erkrankungen, wie Demenz oder Schizophrenie, die Kommunikation erschweren. Häufig werden deshalb diese Patienten in Studienprotokollen generell ausgeschlossen (Ausschlusskriterien).

Ferner scheinen Patienten mit chronischen Erkrankungen oder sehr langen Erkrankungsverläufen eher häufiger ihre Zusage zur Teilnahme an einer Studie zu versagen.
Die Schwere der Erkrankung wird vom Patienten im Allgemeinen über die Symptomatik definiert und beeinflusst sein Verhalten erheblich. Fehlen Symptome der Erkrankung, wie es oft der Fall ist bei Studien zu adjuvanten Therapien z.B. des Mammakarzinoms, sind einige Patientinnen nur schwer vom Nutzen einer Therapie zu überzeugen, die kurzfristig Nebenwirkungen und Einbußen der Lebensqualität verursacht. Patienten mit erheblichen Symptomen sind in der Regel überaus therapie- und studienwillig (Spliker 1991) (Abb 12).

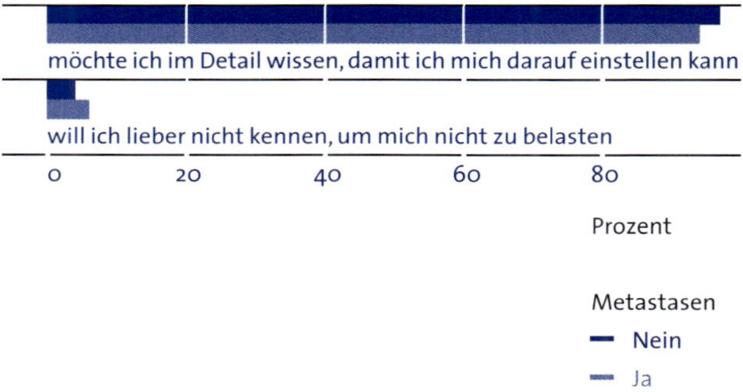

Abb. 12: Die Belastungen während der Therapie (Sehouli et al. (d) 2004)

Gerade bei Patienten, die bereits zu einem früheren Zeitpunkt an einer Studie teilgenommen und negative Erfahrungen in der Therapie bzw. Betreuung erfahren haben, kann die Non-Compliance hoch sein. Hierbei ist es außerordentlich wichtig, die Probleme zu identifizieren und mit dem Patienten zu diskutieren.

Therapieschema

Bei der Studienteilnahme spielen Applikationsform und Anzahl der einzunehmenden Medikamente,

Therapieintervalle, resultierende Einbußen für Alltagsgewohnheiten und -arbeiten sowie das Toxizitätsprofil eine Rolle. Sobald aber eine positive Wirkung der (Studien-) Behandlung eintritt (z.B. Reduktion des malignen Aszites), wird auch die Compliance positiv beeinflusst. So wird z.B. auch die Toleranz gegenüber Nebenwirkungen (z.B. Alopezie, körperliche Schwäche) durch den Patienten höher. Ein wichtiger Faktor für die Compliance ist das Ausmaß der Dokumentationsfragen, die der Patient selbst beantworten soll. Hierbei scheinen psychologische bzw. psychosomatische Fragebögen eher die Non-Compliance zu verstärken. Das Patienteninterview durch geschultes Personal ist stets zu favorisieren. Die schriftliche Befragung birgt stets die Gefahr, nur eine geringe Rücklaufquote zu erhalten, die dann nur wenig verlässliche Aussagen zulässt.

Interaktionen Arzt-Patient, Arzt-Arzt

Mangelnde Information und Aufklärung durch den Arzt scheinen die Hauptursache für Non-Compliance zu sein (Heilmann 1988). Fehlt die Kontinuität der Arzt-Patienten-Gespräche, kann es zum Abbruch der Studienteilnahme kommen. Fehlendes Vertrauen in den Arzt kann ebenfalls ausschlaggebend sein. Nach einer Studie von Owens et al. (1991) befolgten 37 % der Patienten die Empfehlung des Arztes nicht, wenn sie folgenden Aspekte begegneten:

- fehlende Überzeugungskraft des Arztes
- nichtintegratives Verhalten (emotionslose und formale Arzt-Patienten-Beziehung)
- autoritäres Verhalten des Arztes (fehlende Möglichkeit zur Selbstbestimmung des Patienten)
- Ablehnung des Patienten durch den Arzt (Angst und Misstrauen)
- einseitiger Informationsaustausch durch den Arzt ohne Feedback (reine Monologe, keine Diskussion)

Patienten stimmen der Empfehlung des Arztes mit größerer Wahrscheinlichkeit zu, wenn der Therapeut selbst an das Konzept glaubt und dies auf den Patienten überträgt

(Podell u. Gary 1976). Der Patient erwartet ferner Kompetenz und Sachverstand von seinem Arzt, deshalb sollten zur Studie aufklärende Ärzte auch auf andere krankheitsrelevanten Fragen eingehen können. (Abb. 13).

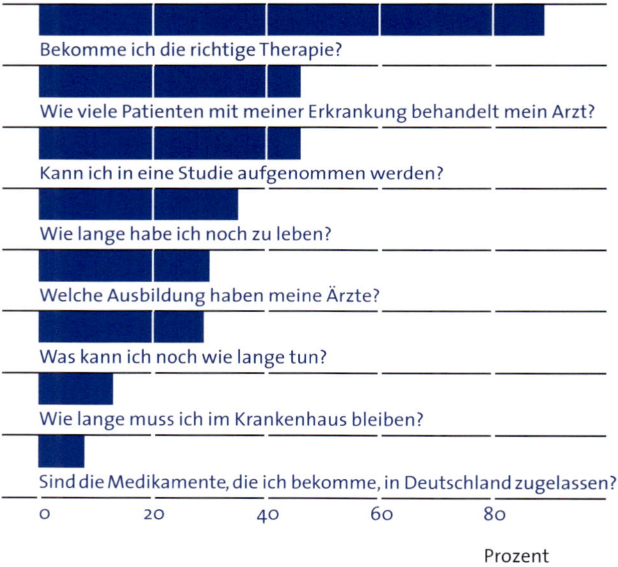

Abb. 13: Welche Information halten Sie, für eine der drei wichtigsten im Zusammenhang mit Ihrer Krankheit und deren Therapie? (Sehouli et al. (d) 2004)

Ansonsten sollte vorher dem Patient die Arbeitsteilung im Studienteam klar dargestellt werden.
Da der Patient durch sein soziales Umfeld in erheblichem Maße geprägt ist, sollten auch enge Familienangehörige oder Bekannte in die Gespräche mit einbezogen werden, vorausgesetzt, der Patient gibt hierfür seine Zustimmung. In der Regel werden vom Arzt der Einfluss und der Druck des sozialen Umfeldes auf das Verhalten des Patienten

unterschätzt. Auch im Sinne eines »Konzeptschutzes« kann es daher von Nutzen sein, wichtige Vertrauenspersonen des Patienten in das Aufklärungsgespräch mit einzubeziehen. Nach einer eigenen Erhebung wünschten sich 85 % der Patientinnen mit Mammakarzinom sowohl in der adjuvanten als auch in der palliativen Situation die Anwesenheit einer Vertrauensperson beim ärztlichen Aufklärungsgespräch; bei 72 % wurde dies berücksichtigt (Sehouli et al. (d) 2004) (Abb. 14).

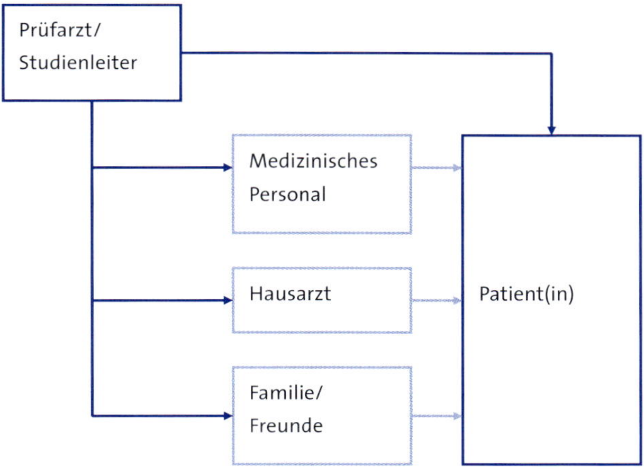

Abb. 14: Einflussfaktoren auf eine Studienteilnahme

Die Kommunikation zwischen dem Prüfarzt und anderen in die Betreuung einbezogenen Ärzten (z.B. Hausarzt) ist außerordentlich wichtig. Dabei sollte der Prüfarzt den Kollegen sowohl im persönlichen Gespräch (z.B. Telefonat) als auch in schriftlicher Form die wichtigsten Aspekte der Studie mitteilen (z.B. Rationale, Zielkriterien). Ansonsten besteht die Gefahr, dass der Studienpatient in das Spannungsfeld zwischen den Ärzten gelangt, da z.B. der Hausarzt wegen mangelnder Information die

Indikation zur Behandlung nicht mitträgt. Dies kann sich dann auf den Patienten übertragen und einen Therapieabbruch provozieren.

Patient

Das Selbstbestimmungsrecht will gerade in der Therapieentscheidung die notwendige Beachtung finden.
Ein »Überrollen« oder ein »einfach für den Patienten entscheiden« kann zu einer Aufkündigung der Patient-Arzt-Beziehung führen. Subjektive Krankheitstheorien (s. Kap. 7.3) können die Ursache für eine fehlende Einsicht sein, dass die Erkrankung überhaupt eine Behandlung bedarf. Probleme in der Krankheitsbewältigung können als weitere Ursache für eine Nichtteilnahme an Studien aufgeführt werden. Alter, Geschlecht, Bildung und sozialer Status des Patienten scheinen nicht generell einen Einfluss auf die Non-Compliance zu haben, sollten aber stets mit berücksichtigt werden.
Allgemein ist davon auszugehen, dass Studien, in denen Fragebögen zur Lebensqualität oder zu psychischen bzw. psychosomatischen Themen abgehandelt werden, eine höhere Rate an Nichtteilnehmern oder Studienabbrechern aufweisen, da diese zum einem zu einer kritischen (psychischen) Auseinandersetzung mit der Erkrankung provozieren und zum anderen der persönliche Nutzen (z.B. für sein Überleben) für den Patienten nicht erkennbar ist. Dies hat gerade bei der Fallzahlkalkulation eine besondere Berücksichtigung zu finden.
Im Rahmen einer Dissertation an der Frauenklinik der Charité (Betreuer Dr. C. Klapp, Dr. J. Sehouli) der Doktorandinnen Astrid Fischer und Julka Weblus zum Thema »Stellenwert funktioneller Musik während der Chemotherapie« brachen sieben (18%) von 39 Patientinnen die Studie vorzeitig ab (Fischer u. Weblus, pers. Mitt.).
Hierbei sollten die Patientinnen unter anderem auch zu Hause Tagebücher zu ihrem »Befinden« führen.

Folgende Gründe des Studienabbruchs wurden genannt:

- »Möchte mich auf mich selbst konzentrieren«.
- »Aufgrund der Schwäche wurde mir das Dokumentieren zu viel«.
- »Möchte nicht dauernd dazu gebracht werden, über meine Gefühle zu reflektieren«.
- »Möchte nicht zu Hause an meine Krankheit erinnert werden«.
- »Mir ist alles zu viel«.
- »Möchte mich auf mich selbst konzentrieren«.

Auch hier gilt das Vertrauen zum Arzt als einer der wichtigsten Gründe für eine weitere Teilnahme an der Studie; demzufolge ist darauf zu achten, dass dieses Vertrauen während der Studienbehandlung weiter ausgebaut wird. Außerdem erwartet der Patient eine »gute« Betreuung im Rahmen der klinischen Studie: Wenn dem nicht Rechnung getragen wird, kann es ebenfalls zum Studienabbruch kommen.
Da der Studienabbruch in der Regel nicht spontan erfolgt, sondern der Wille dazu sich in einem Entscheidungsprozess nach und nach entwickelt, ist frühzeitig auf Defizite in der Studienbetreuung und auf die »Unzufriedenheit« des Patienten zu achten. Die Frage während einer Studienteilnahme »Sind Sie mit der Studienbetreuung zufrieden, können wir etwas verbessern?« kann hierfür wichtige Hinweise liefern.
Ziel der Compliance-Verbesserung ist nicht nur, dass der Patient der empfohlenen Untersuchung oder Therapie z.B. im Rahmen einer Studie zustimmt und diese nicht vorzeitig beendet, sondern auch, dass er in die Lage versetzt wird, die Krankheit und deren Behandlung in sein Alltagsleben zu integrieren. Zur Förderung der Compliance sind folgende Aspekte geeignet, die sich stets gegenseitig beeinflussen und während der gesamten Betreuung kontinuierlich umgesetzt werden sollten:

- Gründe und Rationale der Studie sollten für den Patienten erkennbar sein, um sich mit der Therapieentscheidung identifizieren zu können.
- Der Nutzen durch die Teilnahme muss für den Patienten erstrebenswert sein.
- Risiken und Nebenwirkungen müssen durch eine Aufklärung für den Patienten kalkulierbar sein.
- Probleme in der Studie müssen frühzeitig erkannt werden (z.B. Management, Nebenwirkungen).
- Information und Aufklärung müssen präzise, aber einfach und verständlich sein, außerdem individuell und dosiert.
- Information, Aufklärung und Beratung müssen kontinuierlich stattfinden.
- Bei Verwendung schriftlicher Informationshilfen müssen diese verständlich und nicht zu überladen sein.
- Familie und Bekannte sollten in die Gespräche mit einbezogen werden, vorausgesetzt, der Patient wünscht dies.
- Der Patient sollte frühzeitig die Verantwortung für seine Therapie übernehmen, auch wenn einige das nicht gewohnt sind. Selbstständigkeit und Leistung eines Selbstbeitrages müssen unterstützt werden.

8.5 Gründe der Nichtteilnahme an Studien aus Sicht der Kliniken

Retrospektive Untersuchungen zeigen, dass Patientinnen, die ihre Krebsbehandlung im Rahmen einer Studie erhalten, bessere Ergebnisse hinsichtlich des Verlaufes aufweisen und die Studienteilnahme somit ein Qualitätskriterium für die Versorgung darstellt. Der prognostisch günstige Effekt der Teilnahme an klinischen Studien in der Onkologie wird auch außerhalb der Gynäkologie schon länger diskutiert.

Insofern stellt sich die Frage, weshalb einige Kliniken nicht an klinischen Studien teilnehmen. Zur Klärung dieser Frage wurde von der NOGGO und der AGO im Jahre 2003 an alle

Gynäkologische Abteilungen in Deutschland mit mindestens 45 Betten (n = 277), die sich seit 1999 nicht an Studien der AGO-OVAR oder/und der NOGGO beteiligt hatten, ein Fragebogen zur Erfassung der Gründe für die Nichtteilnahme versendet. Die Antworten konnten anonym gegeben werden. Die Rücklaufquote lag bei 43 % (118 Kliniken). 85 dieser antwortenden Kliniken gaben an, sich nicht an klinischen Studien zu beteiligen. Als Gründe wurden genannt: fehlende Genehmigung durch die Verwaltung in 4,7 % (n=4), fehlende Informationen zu laufenden Studien (9,4 %), fehlende Ressourcen für die Dokumentation (85 %), fehlende Ressourcen für die Aufklärung (82 %), zu hohe Kosten der Studientherapien (66 %), Ablehnung durch Patientinnen (53 %), zu niedrige Honorare (47 %), Studien würden Patientinnen abschrecken (47 %) und Studienteilnahme sei eine Zusatzbelastung (47 %) (siehe Tab. 2 und 3).
Aber halten diese Gründe der objektiven Betrachtung stand? Insgesamt gaben 66 % der Kliniken in unserer Studie an, dass Studientherapien zu teuer seien. Dieses Argument drückt wahrscheinlich eher den allgemeinen ökonomischen Druck aus, der derzeit auf den Kliniken in Deutschland lastet. Die in den letzten Jahren durchgeführten Studien zum Ovarialkarzinom beinhalteten in keinem Fall eine Verteuerung der Therapie gegenüber dem Standard. Im Gegenteil, im Rahmen von Studien wird im Allgemeinen mindestens für die Hälfte der Patientinnen, die im experimentellen Arm behandelt werden, kostenfrei die Prüfmedikationen zur Verfügung gestellt und damit der Medikamentenbedarf merklich entlastet. Die Therapie ohne Studienteilnahme wäre damit sogar teurer als eine Studienteilnahme. Leider muss aus diesen Angaben geschlossen werden, dass der ökonomische Druck vereinzelt dazu geführt hat, dass Patientinnen die (»teure«) Standardtherapie vorenthalten wurde und sie mit älteren, billigeren, aber seitens der Effektivität unterlegenen Therapien behandelt wurden. Nur so lässt sich diese Angabe verstehen.

Antwort	Relativer Anteil (95%-Konfidenzintervall)	
Fehlen der Ressourcen für Dokumentation	84,7	(75 – 92)
Fehlen der Ressourcen für Aufklärung	82,4	(73 – 90)
Studientherapien sind zu teuer	65,9	(55 – 76)
Ablehnung einer Studie	52,9	(42 – 64)
Honorare sind zu niedrig	47,1	(36 – 58)
Studienteilnahme ist eine Zusatzbelastung	47,1	(36 – 58)
Therapie in Studien würde Patienten abschrecken	47,1	(36 – 58)
Studien dienen nur Industrieinteressen	44,7	(34 – 56)
Kein Know-how für Studiendurchführung	41,2	(31 – 52)
Therapievorschrift erlaubt keine individuell angepasste Therapie	36,5	(26 – 48)
Nicht akzeptable Studienkonzepte	31,8	(22 – 43)
Kein Bedarf an Studien	23,5	(15 – 34)
Studien werden von falschen Leuten geleitet	20,0	(12 – 30)
	Angaben in Prozent N = 85	

Tab. 2: Gründe von Kliniken zur Ablehnung der Teilnahme an klinischen Studien beim Ovarialkarzinom (Sehouli et al. (e) 2004)

47 % der nicht teilnehmenden Kliniken meinte, dass die Dokumentationshonorare zu niedrig wären. Für Deutschland liegen bisher keine Studien vor, die den Mehraufwand für Studienpatientinnen kalkulieren. Zu Buche schlägt vor allem der Zeitaufwand für Aufklärung, Dokumentation und Qualitätssicherung (z.B. Monitoring). Pro Patientin werden in der Regel etwa 500 Euro an Aufwandsentschädigung vergütet. Die Autoren schätzen den Aufwand pro Patientin auf mindestens 1 Stunde Aufklärungsgespräche, sowie mindestens 0,5 Stunden pro Visite zur Erfassung der Nebenwirkungen und Dokumentation derselben

(zusätzlich zur ohnehin bei jeder Patientin auch außerhalb von Studien notwendigen Dokumentation und Aufklärung). Hinzu kommt ein etwa gleicher Aufwand für die Nachsorgetermine bzw. Kontakt mit den nachsorgenden Ärzten. Bei sechs applizierten Therapiezyklen und durchschnittlich etwa 14 Nachsorgeterminen beläuft sich der Zeitbedarf für Dokumentation auf insgesamt ca. 11 Stunden. Hinzu kommt einmalig pro Studie der Aufwand der administrativen Organisation und der Initiierung, der auf die durchschnittliche Zahl rekrutierter Patientinnen umgerechnet sicher auch 1 bis 2 Stunden beträgt. Somit entsprechen die 500 Euro einem durchschnittlichem Stundenhonorar von weniger als 40 Euro. Möglicherweise ist diese Schätzung aber noch zu optimistisch. Eine aktuelle Analyse zu den ökonomischen Ressourcen im Rahmen von Studien zum Prostatakarzinom bestätigt ebenfalls den höheren personellen Aufwand im Rahmen von klinischen Studien (Emanuel et al. 2003). Hierbei fielen etwa 200 Arbeitsstunden pro Studienpatient an, wobei 32 % für nicht-klinische Aktivitäten (z.B. Ethikantrag und Dokumentation) aufgewendet wurden. Da es aber im Gegensatz zu den USA in Deutschland kaum institutionalisierte Unterstützung für klinische Studien gibt, stellen schon diese vergleichsweise niedrigen Honorare eine große Herausforderung an das Organisationstalent der Studiengruppen dar. Hier sind die Gesundheitspolitik und die Kostenträger gefragt, Verbesserungen einzuführen.

Neben dem Dokumentationsaufwand fällt für teilnehmende Kliniken ein Mehraufwand durch Teilnahme an Weiterbildung und Studientreffen an. Letzteres kann aber ebenso auf der positiven Seite verbucht werden, denn im Gegensatz zu vielen anderen Weiterbildungsangeboten sind die Veranstaltungen der Studiengruppen kostenlos. Nichtsdestoweniger sollten die Teilnahme an Studien im Rahmen der ärztlichen Fortbildung mehr berücksichtigt und anerkannt werden. Dies würde auch die Bereitschaft zur Teilnahme erhöhen können.

Faktor 1	Faktor 2	Faktor 3	Faktor 4
Therapie in Studien würde Patienten abschrecken	nicht akzeptable Studienkonzepte	Fehlen der Ressourcen für die Aufklärung	kein Bedarf an Studien
»Therapievorschrift« erlaubt keine individuell angepasste Therapie	Studien werden von falschen Leuten geleitet	Fehlen der Ressourcen für die Dokumentation	Honorare sind zu niedrig
Ablehnung einer Studie	Studien dienen nur Industrieinteressen		
Kein Know-how für Studiendurchführung	Studientherapien sind zu teuer (positive Korrelation)		Studientherapien sind zu teuer (negative Korrelation)
Studienteilnahme ist eine Zusatzbelastung			

Tab. 3: Rangfolge der Antworten bei Zusammenfassung aller Ablehnungsgewichtungen von 1 bis 100 mit exaktem 95 %-Konfidenzintervall »Clopper u. Pearson 1934«

In diesem Zusammenhang ist auch der besondere Wert von Studien im Rahmen der Qualitätssicherung onkologischer Therapien hervorzuheben, insbesondere in Zeiten, da in Deutschland eine systematische und transparente Erfassung der Behandlungsergebnisse mittels eines Krebsregisters immer noch nicht etabliert ist.
Die Forderung nach einer höheren Studienakzeptanz gilt auch für das Ovarialkarzinom, obwohl es bei den soliden Tumoren Erwachsener in Deutschland eine »Spitzenposition« bezüglich der Studienteilnahme erreicht hat.

In der Umfrage von Crohns und Mitarbeitern aus dem Jahr 2000 wurden 1032 Gynäkologische Abteilungen in Deutschland zum Therapiemanagement beim Mammakarzinom befragt. Hierbei gaben 37 % der Kliniken an, sich an klinischen Studien zu beteiligen (Crohns et al. 2000). Dennoch wird geschätzt, dass trotz der hohen Inzidenz des Mammakarzinoms und der Konzeption mehrerer Studien in Deutschland nur etwa 5 % der Patientinnen im Rahmen von klinischen Studien behandelt werden (du Bois et al. 2001). Infrastrukturelle Probleme scheinen somit für Kliniken in Deutschland die wichtigste Barriere für eine Teilnahme an klinischen Studien darzustellen. Diese Ergebnisse sollten als Argument für eine Diskussion der Fachgesellschaften mit Kassen und Politik dienen, mit dem Ziel, die Infrastruktur und Finanzierung klinischer Studien in Deutschland zu verbessern. Daneben zeigt diese Untersuchung die Notwendigkeit für eine Intensivierung der Fortbildung zum Aufbau von Know-how für klinische Studien in der gynäkologischen Onkologie (Sehouli J (e), in press).

8.6 Der »schwierige Patient«

Im klinischen Alltag wird nur sehr selten strukturiert und objektiv über das Thema »schwieriger Patient« diskutiert. Der sog. schwierige Patient ist in der Regel beim medizinischen Personal unbeliebt, weil er kritisch hinterfragt und nicht sofort oder uneingeschränkt den Empfehlungen des medizinischen Personals folgt. Der »schwierige Patient« fragt »zu viel«, kritisiert »sogar« die Ärzte und Schwestern und lehnt angesetzte Untersuchungen oder Therapien »einfach« ab.

An sich existiert aber kein Phänomen »schwieriger Patient«, sondern das Verhalten des Patienten muss als Symptom und darf nicht als persönliche Belästigung medizinischen Personals verstanden werden. i

Nach Untersuchungen von Gotthardt (1977) existieren keine prädisponierende Merkmale wie Alter oder Geschlecht für die Entwicklung zum sog. schwierigen Patienten. Nach Groves (1978) werden vier verschiedene Typen unterschieden:

- Abhängige (dependent clingers)
- Forderer (entitled demanders)
- Ablehner (manipulative help rejectors)
- Selbstdestruktive (self-destructive deniers)

Voraussetzung für einen erfolgreichen Umgang mit schwierigen Patienten ist zunächst die uneingeschränkte und wertfreie Akzeptanz des Verhaltens. Sobald das medizinische Personal es als persönliche Beleidigung ansieht, wird das Verhältnis zum Patienten weiter negativ belastet. Arzt und Pflegepersonal müssen sich hiervon freimachen. Anschließend ist eine Analyse der möglichen Gründe für das unerwünschte Verhalten möglich. Dabei sollten sowohl eigene als auch andere Erfahrungen (der Kollegen) besprochen werden, wobei das Etikettieren des Patienten als »schwierig« vermieden werden sollte. Es ist wichtig, dem Patienten Empathie und Freundlichkeit entgegenzubringen und ihm zu zeigen, dass seine Persönlichkeit respektiert wird. Aufgrund ihrer »Krankenkarriere« haben gerade schwierige Patienten ein gutes Gespür dafür, welche Grundeinstellung ihnen entgegengebracht wird.
Erzeugung von Schuldgefühlen, Angst oder Scham sind falsche Techniken, den Widerstand zu Therapieempfehlungen zu überwinden. Der Patient will stets respektiert und als gleichberechtigter Partner behandelt werden. Der Freiraum muss dem Patienten gegeben werden, damit er sich bewegen und wenden kann. Dann kann es ihm gelingen, seine Ängste abzubauen.

8.7 Wie erkläre ich »Randomisation«?

Das Gespräch mit Patienten über randomisierte Studien gehört sicher zu den schwierigsten Themen der ärztlichen

Arbeit im Rahmen klinischer Studien. Das folgende Kapitel beruht weitgehend auf klinische Erfahrungen im Umgang mit Patientinnen mit gynäkologischen Malignomen.
Bevor im Aufklärungsgespräch auf dieses Thema eingegangen werden sollte, sind allgemeine Aspekte zu Studien mitzuteilen. Hierbei sind viele Patienten dankbar, wenn sie durch die Informationen des Arztes Einblicke in die Entwicklung einer Studie, die Vor- und Nachteile einer Studienbehandlung und die bisherigen Erfahrungen mit der Studie erhalten. Der Hinweis auf andere Patienten, die das jeweilige Studienkonzept bereits unterstützt haben, und das Angebot, mit diesen Patienten sprechen zu können, wird ebenfalls von vielen Patienten dankbar angenommen.

Randomisierte Studien vergleichen verschiedene Behandlungen miteinander und wollen herausfinden:
Welche Therapie ist besser? Oder sind die Behandlungen in ihrer Wirksamkeit und Verträglichkeit gleichwertig?

Randomisation ist notwendig, um Verzerrungen bei der Zuteilung der Patienten zu den Therapiearmen und damit bewusste und unbewusste Einflussfaktoren durch den Arzt selbst auf das Ergebnis der Studie auszuschließen.
Studien kommen nur dann zur Randomisation, wenn in Phase-I- und Phase-II-Studien ausreichend belegt wurde, dass die jeweilige Therapie von Nutzen sein kann.
Therapien ohne relevanten Vorteil für den Patienten werden erst gar nicht in randomisierten Studien weiter untersucht. Daher gehören in der Regel Studien auch zu den sichersten Konzepten in der klinischen Forschung.
Weiterhin ist es wichtig, zu betonen, dass die verglichenen Therapien oder Untersuchungen nach dem aktuellen Wissensstand gleichwertig sind. Hervorzuheben sind zudem die positiven Aspekte der einzelnen Therapiearme.
Der Patient darf nicht das Gefühl haben, er ziehe vielleicht eine »Niete«. Diese Gefahr besteht besonders bei plazebokontrollierten Studien, da in der Regel in der Patienteninformation suggeriert wird, dass eine Zusatzbehandlung doch von Nutzen sein könnte, der Patient aber ggf. keine

Behandlung erhalten wird. Randomisation versucht Risikoprofile (z. B. Tumorstadium, Alter), die auf das Gesamtergebnis Einfluss haben könnten, gleichmäßig zu verteilen. Es muss dem Patienten verständlich gemacht werden, dass nach derzeitigem Wissensstand keiner der Therapiearme dem anderen überlegen ist. Das Wissen, welche Therapie bezüglich Effektivität und Nebenwirkungsprofil der anderen vorzuziehen ist oder ob die verschiedenen Therapien als gleichwertig anzusehen sind, ist je nach Studie erst nach Auswertung nach 3 bis 8 Jahren möglich. Auch bei der Randomisation muss das Maß der notwendigen Informationen individuell an den Patienten angepasst werden. Der mögliche Nutzen für andere Patienten ist, wie bereits einführend erwähnt, eines der Hauptmotive für Patienten, an einer Studie teilzunehmen. Dieser aktive (Selbst-)Beitrag ist positiv anzuerkennen und hervorzuheben.

Beispiel für das Arzt-Patienten-Gespräch:
»Es werden zwei Therapien in einer Studie miteinander verglichen, eine Therapie A und eine Therapie B.
Keines der Medikamente ist nach der Literatur dem anderen überlegen. Der Arzt soll Frau Meier, die an Brustkrebs erkrankt ist und gerade 25 Jahre alt ist, in die Studie aufnehmen. Da er glaubt, dass das Medikament A besser wirkt, bietet er Frau Meier nur dieses an. Am nächsten Tag erscheint Frau Schwarz, 87 Jahre alt. Ihr bietet der Arzt nur das Medikament B an, da er glaubt, dass sie das besser vertragen wird.
Sie sehen, der Arzt beeinflusst, wer welche Therapie bekommt. Angenommen, er behandelt alle älteren Frauen mit dem Medikament B und alle jungen Frauen mit dem Medikament A. Können Sie dann nach Ende der Studie sagen, welches Medikament wirklich besser ist? Und zwar für alle Frauen, unabhängig vom Alter?

Es ist einleuchtend, dass bei diesem Verhalten ein verlässlicher Vergleich nicht möglich ist, da z.B. das Alter und der körperliche Zustand der Patienten die Therapieergebnisse stark beeinflusst haben. Randomisation, d.h. die Zuordnung

nach dem Zufallsprinzip, soll also verhindern, dass in einen Behandlungsarm nur Patienten mit schlechten biologischen Eigenschaften (z.B. hohes Alter, fortgeschrittenes Tumorstadium) und in den anderen Behandlungsarm nur Patienten mit sehr guten Eigenschaften aufgenommen werden. Die Randomisation verhindert demnach Verzerrungen bei der Zuteilung der Patienten zu den einzelnen Therapien. Denn nur wenn die Ergebnisse einer Studie verlässlich und sicher sind, kann man nach der Studie die Patienten mit der wirklich besseren Therapie behandeln. Ob die eine Therapie der anderen überlegen ist, kann in der Regel erst einige Jahre nach der Beendigung der Studie gesagt werden. Oftmals zeigt sich auch, dass die verschiedenen Therapien doch gleichwertig sind. Außerdem sichert die Randomisation, dass jeder einzelne Patient die gleiche Chance hat, eine der Behandlungen zu erhalten. Die Liste der Zuordnung, ob die eine oder andere Behandlungsform durchgeführt wird, wurde vorher von einem Statistiker berechnet und erstellt. Dieser direkte Vergleich der unterschiedlichen Therapien ist nur möglich geworden, da auch für das neue Therapiekonzept ausreichende Ergebnisse durch andere Studien zur Verträglichkeit und Wirksamkeit vorliegen.
Wenn Sie bereit sind, an dem wissenschaftlichen Konzept teilzunehmen und Sie die Einwilligungserklärung unterschrieben haben, werde ich die Studienzentrale kontaktieren und kann Ihnen dann umgehend bekanntgeben, welche Behandlung Sie erhalten werden.«

8.8 Psychosomatische Aspekte der Aufklärungssituation und der Überbringung schlechter Nachrichten bei Karzinompatienten

Christine Klapp

Jeder Arzt kennt das mulmige Gefühl, Patienten eine schlechte Botschaft überbringen zu müssen: Widerstreitende Gefühle zwischen »schnell hinter sich bringen wollen« und »noch ein bisschen aufschieben« sind spürbar.

Dies steigert sich, je schlechter die Nachricht ist und je jünger der Patient.
Die Befunde von Holland (1999) machen dies deutlich, aber gleichzeitig auch Mut: Die Anspannung des Arztes steigt vor der Besprechung schlechter Nachrichten und fällt in deren Verlauf ab. Bei Patienten verhält es sich umgekehrt: Anspannung und Distress steigen nach der Mitteilung der Nachricht und halten noch für lange Zeit an. Allerdings weisen Patienten von solchen Ärzten, die ein Kommunikationstraining durchlaufen haben, signifikant stärkere Stress-Reduktionswerte auf als Patienten einer Kontrollgruppe von Ärzten ohne solche Weiterbildung. Ein derartiges Training ist allerdings bis heute keineswegs selbstverständlicher Bestandteil der Aus- und Weiterbildung.
Dabei gehören solche Gespräche mit negativen Nachrichten im Rahmen von Diagnosemitteilungen zu den häufigsten ärztlichen Tätigkeiten und summieren sich im Lauf eines professionellen Arztlebens auf ca. 150000 bis 200000, kommen also häufiger vor als jede andere einzelne ärztliche Tätigkeit (Fallowfield 1997). Ein großer Teil der Kommunikation findet dabei auch nonverbal statt, über Haltung, Mimik etc.

i **Man sollte wissen, dass man, auch bei größtem Bemühen, nicht nicht kommunizieren kann (nach Paul Watzlawick).**

Gute Kommunikation zwischen Arzt und Patient hat eine immense Bedeutung für die Lebensqualität und die Gesundheit von Patienten. Doch eine Vielzahl von Studien belegt nicht nur einerseits die häufige Unzufriedenheit von Patienten mit dem Gesprächsverhalten der behandelnden Ärzte, sondern zeigt auch, dass gute kommunikative Fertigkeiten die Mitarbeit von Patienten im Verlauf der Therapie verbessern, die Zufriedenheit mit der Behandlung steigern und positive Auswirkungen auf den Heilungsverlauf nachweisbar sind. Zusammengefasst: Gute Kommunikation fördert die Compliance.

Hemmung und Förderung guter Kommunikation zwischen Arzt – Team und Patient

Ungünstig wirken sich nicht aufgedeckte Sorgen, Befürchtungen und Bedenken des Patienten aus: Deren Anzahl und Schwere stehen in direktem Zusammenhang mit späterem psychischem Stress, Ängstlichkeit und Depression. Meist werden nur die wenigsten dieser Sorgen im klinischen Alltag offen gelegt, da patientenzentrierte Interviewtechniken zwar als wichtig eingeschätzt, aber selten genutzt werden.

Besonders psychische Probleme werden von den Patienten oft verborgen gehalten, weil sie annehmen, dass diese unvermeidlich zu Krebs und seiner Behandlung gehören. Diese Vorstellung wird verstärkt durch die Vermeidung solcher Themen von Ärzten und Pflegepersonal, die oft nicht nach psychosozialen Problemen mit Diagnose und Therapie fragen oder danach, wie es einem Patienten mit einer bestimmten Behandlung ergangen ist und wie diese sein tägliches Leben, seine Stimmung und Beziehungen beeinflusst und beeinträchtigt hat. Folgerichtig gehen Patienten davon aus, dass Ärzte und Pflegepersonal nicht an ihren realen Erfahrungen interessiert sind (Maguire 1999a, b). Das Behandlungsteam vergibt somit eine Chance, über eine frühzeitige Rückmeldung von (enttäuschten) Behandlungserwartungen, Nebenwirkungen, drohendem Therapieabbruch und Compliance-»Killern« zu erfahren.

Zu den Hindernissen auf Seiten des Behandlungsteams gehören unter anderem eben die Vermeidung emotionaler Themen, von Blickkontakt (Körpersprache), die Angst, beim Patienten Hoffnungslosigkeit hervorzurufen, Mangel an Kommunikationstechniken, mangelnde Unterstützung im Team oder bei »Vorgesetzten«.

Gute Kommunikation zwischen Arzt und Patient hat eine immense Bedeutung für Lebensqualität, Gesundheit und psychische Adaptationsfähigkeit von Patienten und deren Angehörigen, und sie wird dringend gewünscht. i

Eine Investition in verbesserte Arzt-Patienten-Kommunikation ist nicht nur ein Gewinn für die Patienten, sondern genauso für Ärzte und das gesamte Behandlungsteam: In Studien konnte nachgewiesen werden, dass sich die Arbeitszufriedenheit erhöht und Risiken von Burn out und Depression vermindert werden.
Aufklärung, die diesen Namen verdient, braucht eine therapeutische Zielsetzung und eine dieser dienlichen Struktur – ein Gegenmodell zu magischem Denken der Art, wie es in der Patientenliteratur als »nur positiv denken« angeboten wird (Kappauf 2001): Mit professionellen Helfern und Bezugspersonen über bedrohliche Themen zu sprechen, steigert eine Bedrohung nicht, sondern vermindert die mit ihr verbundene emotionale und zwischenmenschliche Belastung. Sie verleiht der Angst ein Gesicht, manchmal auch Tränen (Tausch 1994) und macht sie damit mit-teilbar.

Kommunikation lehren und lernen

Im Studium wird Kommunikationstraining meist nicht vermittelt, Anamnesen werden bei der Erhebung oft nicht kontrolliert. So schauen sich nach wie vor jüngere Ärzte die Gesprächstechnik bei älteren ab, aber genau wie Cello spielen, Ski fahren etc. nicht durch Zuschauen erlernt werden können (Fallowfield 1997), sondern durch begleitetes Üben mit »Trial and Error«, müssen in der Ausbildung andere Lern- und Gesprächstechniken angewandt werden.

i **Entgegen einer häufigen Annahme ist professionelle Gesprächsführung nicht durch ein besonderes Talent des Arztes festgelegt oder lediglich eine Frage der Erfahrung, sondern muss und kann genauso erlernt werden wie bestimmte Prozeduren bei der Untersuchung oder Techniken für eine bestimmte Operation.**

Video-Aufzeichnungen haben ergeben, dass ältere, erfahrene Ärzte diese Aufklärung zwar »routinierter« erledigen als jüngere, dass sie aber genauso die Bedürfnisse der Patienten dabei außer Acht lassen

und diese kaum ermutigen, eigene Gedanken und Gefühle zu äußern.
Die Befunde von Fallowfield et al. (2002) hierzu sind ermutigend: »Breaking bad News« ist erlernbar, und ein entsprechendes Training verbessert signifikant die kommunikativen Fähigkeiten. Auch diagnostische Fähigkeiten werden verbessert, ohne die Gesamtzeit der Konsultation zu übersteigen, da die Zeit effektiver genutzt werden kann. Der so verbesserten Kommunikation und Aufklärung kommt auch arztrechtliche Bedeutung zu: Viele Klagen von Patienten beziehen sich auf mangelnde bzw. unzureichende Aufklärung (Holland 1999).

Aufbau eines tragfähigen Arbeitsbündnisses

Idealerweise sollten beide Schritte, Aufklärung über die Krankheit und deren Implikationen wie auch Aufklärung und »Werbung« für die Teilnahme an einer Studie, vom selben Arzt durchgeführt werden, da vor allem im ersten Schritt die unabdingbare, vertrauensvolle Beziehung aufgebaut werden kann, welche die Basis für einen Behandlungsvertrag darstellt und das Einverständnis für den zweiten Schritt ebnet.
Die Einverständniserklärung und Einwilligung in eine Therapie setzen »Verstehen« voraus (Hawighorst-Knapstein 2000), einen Prozess, der sich auf mehreren Ebenen abspielt: rational, emotional und aktional. Genau diese drei Schritte sind auch notwendig, um bestehende oder erwartete Belastungen im Zusammenhang mit Krankheit und Behandlung aufzufangen, auszugleichen oder zu meistern und somit die Krankheit zu verarbeiten (Heim 1986). Sehr einfach und ergänzungsbedürftig ist das folgende Aufklärungsmodell (Hatcher et al. 1999, zit. nach Hawighorst-Knapstein). Diese Inhalte gehören als absolutes Minimum dazu:

- zu erwartende Vorteile der Behandlung
- potenzielle Risiken der Behandlung
- Alternativbehandlungen
- Recht des Patienten, die ärztlichen Anordnungen zu hinterfragen

- Recht des Patienten, Entscheidungen rückgängig zu machen
- Erklärungen zum Grund der Behandlung
- Dokumentation

Um jedoch wirksame, effektive und individuelle Strategien (Coping) im Umgang mit Belastungen zu fördern (Beutel 1988), sind die im Folgenden beschriebenen wesentlichen Schritte für eine umfassende Aufklärung sinnvoll. Sie sind nicht nur für Patienten eine große Hilfe, sondern stellen auch Ärzten »Handwerkszeug« für eine befriedigende Lösung der oft sehr belastenden, hilflos machenden Gesprächssituationen zur Verfügung und helfen letztlich, den notwendigen »Informed Consent« für eine Studienteilnahme zu erreichen.

Zehn praktische Regeln für effektive Kommunikation im Aufklärungsgespräch

Zu Literatur siehe Baile et al. 2000; Boyd 1997; Ditz 2000; Klapp et al. 2004; Kuhlmann und Pisters 2000; Schuth 1995; Vandekieft 2001.

Regel 1: Investieren Sie Zeit in die Vorbereitung.

Die Patienten sollten wissen, dass das Gespräch so bald wie möglich stattfinden wird, nach Eingang der wesentlichen Befunde. Setzen Sie am besten zwei Termine an: Entscheidungen sollten nicht gleich »erzwungen« werden, das nimmt den Druck – für alle Beteiligten. Möglichst schon im Aufnahmegespräch, also vor der Aufklärung über die Befunde, sollten Basisinformationen geklärt werden wie Berufs-, Familien- und Lebenssituation der Patienten. Planen Sie Zeit und Ort für die Aufklärung über den weiteren Behandlungsplan sorgfältig. In der Praxis heißt das: Randtermine reservieren; in der Klinik: möglichst nicht abends. Für die Zeit der Aufklärung: Pieper hüten lassen, Mitpatienten aus dem Zimmer schicken oder einen anderen ruhigen Raum nutzen.

- Kündigen Sie das Gespräch rechtzeitig an mit dem möglichen Inhalt (z.B. »Ich möchte mit Ihnen heute Nachmittag gegen ... Uhr in Ruhe die Ergebnisse der Untersuchungen besprechen.«).
- Wen wünscht sich der Patient als Unterstützung beim Gespräch (Partner, Familie, Freunde, eventuell einen Angehörigen des Pflegepersonals)?
- Benennen Sie gleich zu Anfang den verfügbaren Zeitrahmen (»Ich kann mir für Sie jetzt soundsoviel Zeit nehmen, und wenn es nicht reicht, Ihre Fragen zu klären, dann ist ein weiteres Gespräch möglich.«).
- Man sollte frühzeitig, vielleicht im Aufklärungsgespräch vor der Diagnostik oder Operation, den generellen Informationswunsch bzw. die Informationsangst klären. (»Möchten Sie in schwierigen Situationen möglichst viel Information, oder sind Sie ein Mensch, der ungünstige Befunde nicht so genau wissen möchte?«). Der Bedarf kann sich allerdings im Lauf der Krankheit ändern.
- Sprechen Sie einfaches Deutsch in kurzen Sätzen und verwenden Sie keine Fachausdrücke oder Fremdwörter, die nicht erklärt werden.
- Es muss nicht alles gesagt werden, aber was gesagt wird, muss wahr sein.

Regel 2: Geben Sie eine Warnung.

Beispiel: »Ich habe schwierige Nachrichten«, »... nicht nur gute Nachrichten«, »Vieles ist gut, aber es gibt einen Wermutstropfen ...« oder Ähnliches zu Beginn des Gespräches.

Regel 3: Viele offene Fragen stellen, wenig unterbrechen.

Unsicherheit auf Seiten des Arztes äußert sich in einem solchen Gespräch auch darin, dass er kaum fragt und wenn, dann meist nur geschlossene Fragen stellt und häufig unterbricht. Besser ist: Worte des Patienten aufgreifen, z.B. wenn er sagt »Ich habe Angst ...« dann: »Angst?« und seine Reaktion abwarten, nicht so viel vorformulieren.

Regel 4: Aktuellen Wissensstand ausloten.

Klären Sie, wie viel der Patient (jetzt) wissen möchte und inwieweit er in die Entscheidung für die Therapie mit einbezogen werden möchte.

- »Was hat Ihnen Ihr Facharzt zu der Krankheit (Operation) erzählt?« Die Antwort gibt Auskunft über medizinisches Verständnis, kognitives Wissen und emotionales Befinden.
- Angehörige sollten (Ausnahmen auf Wunsch des Patienten) nicht mehr wissen als der Patient selbst.

Regel 5: Nach der Kernbotschaft Zeit lassen.

Meist wird den Patienten keine Pause gegönnt, und er wird mit einer nicht mehr aufnehmbaren Informationsflut überschüttet. Das hilft dem Arzt, sich wieder auf die scheinbar einfache professionelle Ebene zu begeben, allerdings lässt er den Patienten zurück. Dabei ist bekannt, dass Patienten bei solchen Aufklärungsgesprächen nur ca. 20–30% aufnehmen und verstehen, bei lebensbedrohlichen Inhalten kaum noch weitere Details.
Zwischendurch sollte man sich immer wieder rückversichern, was der Patient verstanden hat: »Was haben Sie verstanden? Möchten Sie noch etwas fragen?«

Regel 6: Subjektive Ätiologievorstellungen respektieren.

Praktisch jeder Patient hat – in unterschiedlichem Maß – eine Vorstellung oder Phantasie, womit seine Erkrankung in Zusammenhang stehen bzw. wodurch sie begünstigt oder gar verursacht sein könnte (Beutel 1988).
Im Inhalt der Ursachenvorstellungen liegen für den Arzt wertvolle Informationen verborgen, die Hinweise auf Behandlungserwartungen und Verarbeitungsmodi geben (Siedentopf et al. 1997). Solche subjektiven Ätiologievorstellungen sind für die Patienten in der Kommunikation mit dem Arzt ein hoch relevantes Thema und werden oft nicht adäquat genutzt. Sie können geradezu ein Schlüssel zur Persönlichkeit sein (s. auch Kap. 7.3).

Regel 7: Angehörige und Hausarzt als Verbündete gewinnen.

Die Erfahrung zeigt immer wieder: Die Patienten liegen im Krankenhaus, die Angehörigen sind im Internet (Abb.15). Gehen Sie in die Vorhand und geben Sie selbst gute Informationsquellen an – der Tenor sollte sein: Ich bin der Fachmann. Neben verschiedenen Seiten im Internet sind die »blauen Hefte« der Deutschen Krebsgesellschaft zum jeweiligen Krankheitsbild und auch zum Thema »Klinische Studien« sehr hilfreich.
Es sollte immer die Möglichkeit angeboten werden, eine zweite Meinung einzuholen (z.B. in einem Tumorzentrum). Es kann auch nützlich sein, von sich aus den Hausarzt oder niedergelassenen Facharzt mit einzubeziehen, besonders, wenn es um die Teilnahme an einer Studie geht.

Regel 8: Inhaltliche und zeitliche Beschränkung.

Es sollten nicht zu viele Informationen auf einmal vermittelt werden (Diagnose, Behandlungsplan, Prognose, Unterstützung). Nicht alles in einem Termin besprechen, sondern bieten Sie einen weiteren Termin in zeitlicher Nähe an. Eine Gesprächsdauer von 15–20 min sollte nur ausnahmsweise überschritten werden, weil sonst die Aufnahmefähigkeit überfordert wird.

Regel 9: Immer wieder auch praktisch Handhabbares besprechen.

Das ermöglicht dem Patienten das Erreichen einer Handlungsebene und das wichtige Gefühl von Situationskontrolle. Wie sind z.B. die Auswirkungen auf den Alltag, was wird der Patient wann (wieder) können, dürfen? Womit ist bei der Medikation bzw. nach der Operation zu rechnen: Beschwerden, Nebenwirkungen – was ist noch normal? Belastende Reaktionen werden viel eher toleriert, wenn sie vorher erklärt wurden, sie machen weniger Angst. Sprechen Sie Zukunftsperspektiven an (Fertilität, hormonelle Situation, Wechseljahre, Sexualität), denn in der Gynäkologie und Urologie ist fast immer die Intimsphäre betroffen. Welche Ressourcen hat der Patient?

Wer hilft ihm, ist er damit zufrieden, in welche Situation (privat, beruflich) kehrt er zurück?

Regel 10: Das »Gute« hervorheben, positiv schließen.
Fassen Sie das Gespräch zusammen, schließen Sie den »Behandlungsvertrag«, verabreden Sie (eventuell) eine Nachbesprechung.

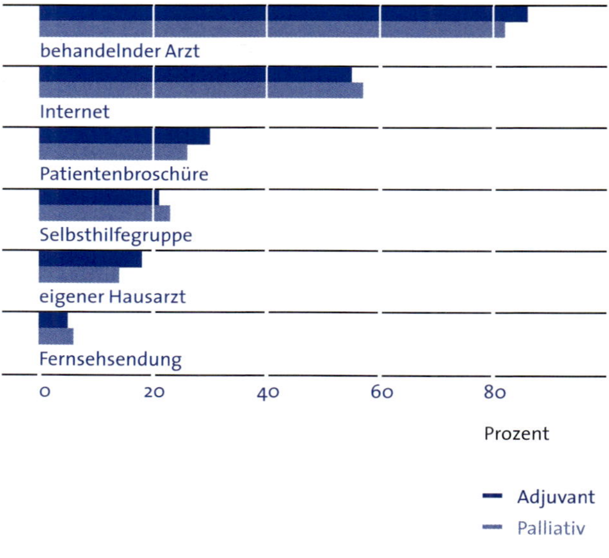

Abb. 15: Welche Informationsquelle halten Sie für die effektivste, wenn es darum geht, Patienten über die Therapiemöglichkeiten aufzuklären? (Sehouli et al. (d) 2004)

Fazit

Das Überbringen schlechter Nachrichten ist nie einfach und in manchen Fachgebieten, z.B. der Gynäkologie, eine besondere Herausforderung. Wenn es aber gut verlaufen ist, fühlen sich die Patientinnen adäquat informiert,

unterstützt und versorgt. Das kann für beide Seiten – Arzt und Patientin – eine sehr befriedigende, positive Erfahrung sein (Ford et al. 1994).
Es ist empirisch belegt, dass für Patienten mit lebensbedrohlicher Krankheit die offene und empathische ärztliche Kommunikation eine der wichtigsten Hilfen in der Auseinandersetzung mit der Krankheit darstellt.

8.9 Aufklärungsstrategien in der Literatur

I. Katsares

Die Behandlung von Patienten im Rahmen von klinischen Studien ist mittlerweile ein fester Bestandteil der Onkologie geworden. Neue multimodale Therapiekonzepte erfahren so eine Qualitätssicherung und werden transparenter. Die österreichische Arbeitsgruppe um M. Gnant konnte eindrucksvoll eine Verlängerung des Überlebens bei Patienten belegen, allein durch die Tatsache, dass sie im Rahmen von klinischen Studien behandelt wurden. Einen Patienten für die Teilnahme an einer klinischen Studien zu motivieren bedeutet also möglicherweise auch, seine Prognose entscheidend zu beeinflussen.
Das Aufklärungsgespräch spielt hierbei eine zentrale Rolle, da nicht nur die Einwilligung des Patienten erzielt werden soll, sondern auch der Grundstein der Compliance des Patienten für die sich anschließenden Therapie gelegt wird. Eine Literaturrecherche der letzten 10 Jahre in den Datenbanken von Medline, Psyndex und Cancerlit zeigt eine Vielzahl von wissenschaftlichen Arbeiten, die Strategien der Aufklärung untersuchen oder die Qualität der Aufklärung überprüfen. Es finden sich außerdem Untersuchungen über die Erwartungshaltung von Patienten, Ärzten und Pflegepersonal gegenüber klinischen Studien. Andere Arbeiten untersuchen, was Patienten zur Teilnahme an einer klinischen Studie motiviert, oder beschreiben die Struktur von klinischen Studien als solche. Man kann die Landschaft der Studienliteratur in fünf wesentliche Gruppen einteilen:

- allgemeine Artikel über den Aufbau von klinischen Studien (Blichert-Toft et al. 1996; Chassany u. Duracinsky 1999; Nair et al. 2000; Thornton 1994)
- Artikel zur Qualität der Aufklärung für Studien (Aaronson et al. 1996; Inoue 2000; Lynoe et al. 1991; Olver et al. 1995; Tomamichel et al. 1995; Verheggen et al. 1996)
- Artikel zu Aufklärungsstrategien für Studien (Albrecht et al. 1999; Jenkins et al. 1999; Llewellyn et al. 1995; Ruckdeschel et al. 1996)
- Artikel zur Motivation von Patienten, an einer klinischen Studie teilzunehmen (Cockburn et al. 1998; Dougherty et al. 1995; Jenkins et al. 2000; Schain 1994; Schutta u. Burnett 2000; Verheggen et al. 1998)
- Artikel zur Erwartungshaltung von Patienten, Ärzten und Pflegepersonal gegenüber Studien (Cheng et al. 2000; Fisher u. Britten 1993)

Allgemeine Artikel über den Aufbau von klinischen Studien

Diese geben einen Überblick über den Aufbau von klinischen Studien und die rechtlichen Grundlagen wie z.B. die Deklaration von Helsinki (s. Anhang). Eine ausführliche Auswahl kann dem Literaturverzeichnis im Anhang entnommen werden.

Artikel zur Qualität der Aufklärung

Nahezu jeder Patient erhält vor, während oder nach einem Aufklärungsgespräch eine schriftliche Patienteninformation oder einen sog. Aufklärungsbogen. Gemeinsam ist diesen »schriftlichen Instrumenten der Aufklärung«, dass sie aufgrund der juristischen Vorgaben, der Anforderungen der Ethikkommissionen und der Erklärungen zum Datenschutz von beträchtlicher Länge sind. Die Arbeitsgruppe um Olver et al. aus Australien untersuchte in einer 1995 veröffentlichten Studie die Effektivität dieser Aufklärungsbögen.
100 Patienten wurden nach ihrem Einschluss in eine klinische Studie befragt, welche Bedeutung für sie der vor Beginn der Therapie ausgehändigte Aufklärungsbogen hatte.

Nur 40 Patienten gaben an, dass der Bogen dazu gedient habe, die nachfolgende Therapie zu erklären. 52 Patienten sahen ihren behandelnden Arzt als primär Aufklärenden, 26 Patienten fühlten sich durch das Pflegepersonal über die laufende Therapie aufgeklärt. Nur zwölf Patienten sahen die Bögen als Hauptaufklärungsquelle an. 80 Patienten gaben an, den gesamten Bogen gelesen zu haben, 60 Patienten gaben an, ihn vollständig verstanden zu haben.
In einem nachfolgenden Test konnten 52 Patienten alle Medikamente benennen, mit denen sie behandelt wurden, jedoch nur vier Patienten kannten auch die dazugehörigen Nebenwirkungen. Generell erzielten Patienten bis zum 55. Lebensjahr eine bessere Wiedergabe der Informationen des Aufklärungsbogens als ältere Patienten.

Artikel zu Aufklärungsstrategien

Auf welche Art kann das Aufklärungsgespräch verbessert werden, und wie können Strategien einer effizienteren Aufklärung entwickelt werden? Dieser Frage widmete sich die Arbeitsgruppe um Albrecht aus Florida (Albrecht et al. 1999). Hierbei ging es vor allem darum, das Aufklärungsgespräch an sich zu analysieren und zu bewerten.
Primäres Studienziel war die Beantwortung der Frage, welche ärztlichen Verhaltensweisen während eines Aufklärungsgesprächs einen Patienten dazu bewegen, an einer klinischen Studie teilzunehmen.
Für diese Analyse wurden 48 Aufklärungsgespräche auf Video aufgezeichnet und danach mit einem eigens für die Studie entwickelten Verfahren ausgewertet, dem »Moffit Accrual Analysis System«. 42 Patienten wurden in diese Studie eingeschlossen, und zwölf Ärzte führten die Gespräche durch. Das »Moffit Accrual Analysis System« setzte sich aus zwölf Bewertungskriterien zusammen. Jedes einzelne dieser Kriterien wies eine Bewertungsskala von 1 bis 7 auf.

- Hierarchical Rapport:
  Wie stellt der Arzt während des Gespräches seinen Status dar? 1 = arrogant; 7 = herzlich.
- Connectedness/Closeness:
  Wie groß ist die Zuwendung, »Gesprächswärme« zum Patienten? 1 = niedrig; 7 = hoch.
- Trust:
  Wie groß ist das Vertrauen des Patienten zum Arzt und die Fähigkeit des Arztes, das ihm entgegengebrachte Vertrauen zu erkennen? 1 = niedrig; 7 = hoch.
- Physician's Speech Code:
  Bewertung der Wortwahl des Arztes: Wie nahe ist sie der Sprache des Patienten? 1 = technical/syntactic; 7 = lay/pragmate.
- Patient's Speech Code:
  Bewertung der Wortwahl des Patienten:
  1 = technical/syntactic; 7 = lay/pragmate.
- Responsiveness to Patient's Concerns:
  Wie häufig geht der Arzt auf Fragen des Patienten ein?
  1 = niedrig; 7 = hoch.
- Doctor Directed toward Signed Consent:
  Wie stark ist das Bestreben des Arztes, den Patienten zu einer Unterschrift zu lenken? 1 = niedrig; 7 = hoch.
- Conformity to Legal Consent Form:
  Wie sehr ähneln die vom Arzt benutzten Formulierungen denen des Aufklärungsbogens? 1 = niedrig; 7 = hoch.
- Sharing of Floor Time:
  Wie viel Platz wird während des Aufklärungsgespräches für Konversation über alltägliche Themen gelassen?
  1 = niedrig; 7 = hoch.
- Amount Information Given:
  Informationsgehalt des Aufklärungsgespräches:
  1 = inappropriate; 7 = appropriate.
- Doctor's Information Orientation Opinion-based:
  Wie sehr sind die Informationen von der Meinung des aufklärenden Arztes beeinflusst? 1 = niedrig; 7 = hoch.
- Doctor's Information Orientation Data-based:
  Wie sehr decken sich die Informationen mit der vorliegenden Datenlage? 1 = niedrig; 7 = hoch.

In der vorliegenden Studie stimmten 31 Patienten (65 %) der Teilnahme an einer klinischen Studie zu. Die aufklärenden Ärzte dieser Patienten erreichten Punktzahlen zwischen 5,0 und 6,0 besonders in den Scores der Unterpunkte:

- Hierarchie
- Korrektheit
- Vertrauen
- Ansprechbarkeit

Gleichzeitig fiel auf, dass der Informationsgehalt der Aufklärungsgespräche bei hoher Punktzahl in den oben angegebenen Unterpunkten höher war.
17 Patienten konnten nicht in klinische Studien eingeschlossen werden. Hier erreichten die aufklärenden Ärzte in den oben angegebenen Unterpunkten deutlich niedrigere Scores, die zwischen 3,0 und 5,0 Punkten lagen.

Artikel zur Motivation von Patienten, an einer klinischen Studie teilzunehmen

Um ein Aufklärungsgespräch effektiv zu gestalten, sollten auch die Beweggründe der Patienten untersucht werden, die sich für die Teilnahme an einer klinischen Studie entscheiden. Ein Beispiel hierfür liefert die Arbeitsgruppe um Jenkins aus England. In ihrer 2000 veröffentlichten Studie wurde mittels eines eigens für diese Studie entwickelten Fragebogens erfasst, was Patienten dazu bewegt, an einer klinischen Studie teilzunehmen. 204 Patienten (112 davon waren Patientinnen mit Brustkrebs) wurden in diese Studie eingeschlossen. Sie erhielten einen Erhebungsbogen, der sich aus 16 Fragen zusammensetzte, die mit einer Skalierung von »Ich stimme vollkommen mit der Aussage überein« bis »Ich stimme überhaupt nicht mit der Aussage überein« zu beantworten waren. 147 der Patienten erklärten sich nach dem Aufklärungsgespräch bereit, an einer klinischen Studie teilzunehmen. Die drei Hauptgründe dieser Gruppe, sich im Rahmen einer klinischen Studie behandeln zu lassen, waren:

- Annahme, dass von den Ergebnissen dieser Studie andere Patienten mit der gleichen Erkrankung profitieren werden
- Vertrauen gegenüber dem behandelnden Arzt
- Annahme, in der Studie erhalte man die bestmögliche Therapie

51 Patienten lehnten die Teilnahme an einer klinischen Studie ab. Hier waren die zwei Hauptgründe für die Ablehnung:

- Angst vor der Randomisierung
- Wunsch, dass der Arzt die Therapie aussucht und nicht der Computer

Studien mit ausschließlich aktiven Therapiearmen wurden von den Patienten wesentlich besser akzeptiert als solche, bei denen ein aktiver Therapiearm gegen einen Plazeboarm randomisiert wurde.

Artikel zur Erwartungshaltung von Patienten, Ärzten und Pflegepersonal gegenüber Studien

Auf eine andere Weise nähert sich die amerikanische Arbeitsgruppe um Cheng der Thematik. In einer 2000 veröffentlichten Studie ging es den Wissenschaftlern darum, zu untersuchen, welchen Einfluss die Erwartungen eines Patienten, der in Rahmen einer klinischen Studie behandelt wird, auf seine Lebensqualität haben (Cheng et al. 2000). Primäres Studienziel war es, die Erwartungen von Patienten, Ärzten und Pflegepersonal bezüglich des Vorteils und der Toxizität der experimentellen Therapie im Vergleich zur Standardtherapie zu untersuchen und die Lebensqualität der Patienten in den einzelnen Therapiearmen (experimentell vs. konventionell) zu erfassen. Es wurden 30 Krebspatienten, die im Rahmen von Phase-I-Studien behandelt wurden, deren betreuende Ärzte und das Pflegepersonal befragt. Eingesetzte Messinstrumente waren der FACT, CARES und ein Messinstrument, entwickelt von der Arbeitsgruppe um Dougherty et al. (1995).

Die Messinstrumente beinhalteten unter anderem folgende Fragen:

- Glauben Sie, dass der Tumor durch die Chemotherapie kleiner wird?
- Wie lange glauben Sie mit der Standardtherapie zu überleben?
- Wie lange glauben Sie unter Studienbedingungen zu überleben?

Aufgrund der Brisanz dieser Fragen blieben sie zu 20 – 40 % unbeantwortet. In den Ergebnissen zeigte sich, dass die Erwartungen für den Therapieerfolg und die geringere Toxizität in der experimentellen Therapie von den Patienten als weitaus positiver gesehen wurden als von den behandelnden Ärzten(Patienten 59,8 % vs. Ärzte 23,8 %). Die Patienten erwarteten im experimentellen Therapiearm auch geringere Nebenwirkungen.
Die Autoren schlussfolgern, dass Patienten, die an klinischen Phase-I-Studien teilnehmen, große Erwartungen bezüglich des Therapieerfolgs haben. Aufgrund dieser Erwartungen werden die Toxizitäten unter einer experimentellen Therapie besser toleriert und führen daher auch zu einer besseren Lebensqualität der Patienten.

9 Anhang

9.1 Tipps für den Prüfarzt zur Optimierung des Studienmanagements

Der Prüfarzt hat im Management einer Studie die zentrale Rolle und muss sich bewusst sein, dass er wesentlich zum Erfolg oder Misserfolg der Studie beiträgt und frühzeitig auf Defizite des Studienzentrums im Management reagieren muss. Die in den folgenden Abschnitten gegebenen Empfehlungen und Fragen an sich selbst können dem Prüfarzt bei der Optimierung seines Studienmanagements nützlich sein.

9.1.1 Vor Beginn der Studie

»Habe ich überhaupt Zeit und Interesse für die Studie?«

- Nur wer echtes Interesse an der Verbesserung einer Diagnostik oder Therapie im Rahmen einer Studie besitzt, sollte auch Studien durchführen.
- Der Prüfarzt muss sich klar machen, dass die Durchführung einer Studie ein erhebliches Verantwortungsbewusstsein erfordert und stets zusätzliche Ressourcen (Zeit, Kosten) benötigt. Dabei wird im Allgemeinen der Zeitaufwand eher unter- als überschätzt.
- Lässt sich die Studie in die klinische Routine integrieren? Sind die infrastrukturellen Voraussetzungen und eine entsprechende Einstellung der Mitarbeiter gegeben, lässt sich aber klinische Forschung sehr gut in die klinische Routine integrieren.

»Wer unterstützt mich bei der Studie?«

Eine Studie kann kein Privatvergnügen sein, die Anforderungen an eine Studie können in der Regel nur von einem motiviertem Team erfüllt werden.

- Welche Kollegen können Sie dabei unterstützen?
- Existieren medizinische Dokumentare, Studienassistenzpersonal (study nurses), oder besteht die Möglichkeit, eine studentische Hilfskraft einzustellen?

Auf die Aufgaben und Pflichten des Prüfarztes und des Studienzentrums muss detailliert hingewiesen werden. Die Größe des Studienteams hat sich an dem Ausmaß der Studienaktivitäten zu orientieren, hierbei können in Einzelfällen besondere Absprachen mit den Sponsoren verhandelt werden. Der Prüfarzt behält jedoch die Hauptverantwortung, trotz der Möglichkeit, bestimmte Aufgaben zu delegieren. Fortbildungen und Schulungen zu Studien allgemein und den GCP-Leitlinien speziell sollten allen Mitgliedern des Studienteams angeboten werden. Hierfür bieten verschiedene Institutionen (z.B. Deutsche Krebsgesellschaft, NOGGO) regelmäßig Veranstaltungen an. Fragen Sie auch Industrievertreter, die oftmals interne und offene Kurse abhalten. Bei Durchführung mehrerer Studien sollten einzelne Projektmanager bestimmt werden, ohne die Hauptverantwortung einer einzigen Person zu übertragen.

»Wie und wann ist die Publikation geplant?«
Hierzu sollten sich detaillierte Angaben im Studienprotokoll finden, ansonsten ist eine Rücksprache mit dem Studienleiter vorzunehmen.

»Sind die infrastrukturellen Voraussetzungen im Zentrum gegeben?«
Ist z.B. ein geeigneter Raum für die Arzt-Patienten-Gespräche, für die Dokumentation und Archivierung der Studienunterlagen vorhanden?

»Welche Unterstützungsmöglichkeiten bestehen durch den Sponsor oder Auftraggeber?«
Fragen Sie den Studienleiter und den Sponsor, ob z.B. die Prüfsubstanz kostenlos gestellt wird, wie hoch die Dokumentationshonorare sind und welche sonstigen Möglichkeiten der Unterstützung vertraglich machbar sind.

»Welche Fragen sollte ich noch vor Beginn der Studie klären?«

- Lesen Sie das Studienprotokoll genau durch und schätzen Sie realistisch, ob und wie viele Patienten Sie in die geplante Studie aufnehmen und betreuen können. Die Erfahrung zeigt, dass die Rekrutierungszahlen vom Prüfarzt im Allgemeinen eher über- als unterschätzt werden. Schauen Sie nach, wie viele geeignete Patienten Sie letztes Jahr behandelt haben. Haben Sie überhaupt direkten Kontakt zu geeigneten Patienten, oder welcher Kollege muss Ihnen dabei helfen? Welche Möglichkeiten (z.B. Fortbildungsveranstaltungen, Newsletter, Aushänge) bestehen im Studienzentrum, für die Studie zu werben?
- Wenn Sie die Erwartungen des Sponsors und Studienleiters zu hoch schrauben, sind Enttäuschung und Unzufriedenheit vorprogrammiert.
- Außerdem ist vorab zu klären, wer die notwendigen Formalitäten erledigt, wie die Einreichung des Studienprotokolls bei der zuständigen Ethikkommission und die Meldung bei den jeweiligen Behörden erfolgen.

Wen muss ich über die Studie informieren?

Damit die Studie protokollgemäß durchgeführt wird, sollte sie allen teilnehmenden Kollegen vor Studienbeginn vorgestellt werden. Hierbei ist es besonders empfehlenswert, auch Ansprechpartner anderer Abteilungen und/oder der Apotheke zu berücksichtigen und diese zu einem gemeinsamen Termin einzuladen.

9.1.2 Während der Studie

Sprechen Sie miteinander!

- Es ist wichtig, dass die Kommunikation im Studienteam, aber auch mit den anderen an der Betreuung beteiligten Ärzten und Pflegenden gewährleistet ist. Hierfür sind regelmäßige Teamtreffen zur Besprechung z.B. aktueller Probleme und eine Analyse des Ist- und Sollzustandes vorzunehmen. Außerdem sollten schriftliche Monitor-

und Auditberichte und erhaltene Newsletter allen Mitgliedern des Studienteams ausgehändigt werden.
- Hilfreich ist es auch, andere Kollegen (z.B. Hausarzt) über die Studie z.B. mittels einer kurzen Studiensynopsis zu informieren, die unter anderem Angaben zu Rationale und Design enthält. Wenn der betreuende Hausarzt bestimmte Untersuchungen ambulant in seiner Praxis durchführen soll (z.B. Blutbildkontrollen), ist ein persönliches Gespräch zwingend notwendig. Ein Patientenausweis (s. unten) mit Angaben zur Studie, Adresse und Telefonnummern der zuständigen Ansprechperson sollte jedem Studienpatienten bereits vor Beginn der Studie ausgehändigt werden, um sicherzustellen, dass das Studienzentrum im Fall einer schwerwiegenden Nebenwirkung, bei Behandlung in einer anderen Klinik oder bei sonstigen Fragen kontaktiert werden kann.
- Fragen Sie den Monitor und andere Studienzentren nach deren Erfahrungen mit den häufigsten Fehlern und Problemen bei der betreffenden Studie. Es passiert leider nicht allzu selten, dass z.B. das Fehlen einer Einwilligung beim Monitoring zu einem Zeitpunkt auffällt, zu dem der Patient bereits verstorben ist. Dies lässt sich dadurch verhindern, dass die unterschriebene Einwilligungserklärung kopiert und zusätzlich zur Krankenakte im Studienordner abgeheftet wird. Außerdem sollten wichtige Untersuchungen (Methode und Zeitpunkt) detailliert in der Krankenakte vermerkt und z.B. farblich hervorgehoben werden.

Motivation der Mitarbeiter?

Diesem Thema sollte prinzipiell besondere Beachtung geschenkt werden. Zur Motivation des Studienteams ist es außerordentlich wichtig, die Arbeit aller an der Studie beteiligten Personen positiv zu bewerten und das auch auszusprechen. Als Instrumente der Anerkennung sollten unter anderem die Unterstützung von Fort- und Weiterbildungsaktivitäten und die Teilnahme an überregionalen Studienmeetings genutzt werden. Auch bei den Publikationen sollten die beteiligten Personen berücksichtigt werden (z.B. Koautorenschaft, Danksagung).

Terminplanung für Untersuchungen vor, während und nach der Studie

Hierzu gehören auf der einen Seite die Terminvereinbarungen mit dem Patienten, damit dieser z.B. protokollgemäß zur Blutabnahme zwischen den Kursen kommt bzw. zum Hausarzt geht, aber auch die Terminplanungen für apparative Untersuchungen, die laut Protokoll notwendig sind. Zu berücksichtigen sind hierbei eventuelle Feiertage oder Urlaubszeiten. Weiterhin ist darauf zu achten, ob vor der nächsten Therapie vom Patienten Fragebögen auszufüllen sind. Es empfiehlt sich, hierfür klinikintern Checklisten zu erstellen, damit jeder, der in der Klinik an der Studie beteiligt ist, informiert ist, welche Untersuchungen stattfinden und welche Nebenwirkungen erfasst werden müssen bzw. welche Fragebögen der Patient ausfüllen muss. Auf der anderen Seite gehört hierzu auch die rechtzeitige Anforderung der Prüfsubstanz(en).

Kennzeichnung der Krankenakte: »Studienpatient«

Damit alle laut Studienprotokoll notwendigen Untersuchungen durchgeführt werden, besonders die Untersuchungen, die nicht zur Klinikroutine gehören, empfiehlt sich ein gut sichtbarer Vermerk mit dem Hinweis »Studienpatient« auf der Krankenakte.

Beziehen Sie den Patienten mit ein

Der Patient hat am ehesten die Möglichkeit:

- Laborbefunde vom Hausarzt mitzubringen bzw. Ergebnisse von Untersuchungen, die außerhalb der Klinik stattgefunden haben
- Nebenwirkungen, die zu Hause auftreten, in einem Patiententagebuch zu dokumentieren

Hierzu sollte dem Patienten ein Merkblatt mitgegeben werden, aus dem er ersehen kann, welche Untersuchungen notwendig sind. Um den Patienten zur Mitarbeit zu motivieren, ist es wichtig, bei den jeweiligen Terminen in der Klinik auch gezielt nach Laborbefunden vom

Hausarzt zu fragen bzw. sich die Tagebucheintragungen anzuschauen.

Zusammenarbeit mit der Apotheke

Wird eine Studie durchgeführt, in der Studienmedikation gestellt wird, ist es unbedingt notwendig, auch die Apotheke über die Studie zu informieren und die Abläufe der Medikationsverschickung und die patientenbezogenen Medikationsanforderungen zu koordinieren. Auch müssen die entsprechende Lagerung und die Aufzeichnung der Verwendung bzw. Abgabe der Medikation besprochen werden. Wurde der erste Patient in die Studie eingeschlossen, sollte die Apotheke auch hierüber informiert werden, damit der dortige Ansprechpartner weiß, dass demnächst für einen Studienpatienten Medikation angefordert wird. Bei der Medikationsanforderung selbst muss unbedingt vermerkt sein, dass es sich um einen Studienpatienten handelt.

Monitoring

Zum Studienmanagement gehört außerdem die Betreuung des Monitors. Dessen Aufgabe besteht in der Überwachung des Fortgangs der klinischen Prüfung sowie der Sicherstellung, dass diese gemäß Prüfplan und den geltenden gesetzlichen Bestimmungen durchgeführt, dokumentiert und berichtet wird. Während des Monitorings im Prüfzentrum wird der Monitor den Prüfarztordner auf Aktualität und Vollständigkeit durchsehen. Er wird die Studienmedikation überprüfen (drug accountability), und er wird einen Originaldatenvergleich zwischen CRF und Originaldokumenten vornehmen. Eventuell auftretende Unstimmigkeiten werden mit dem Prüfarzt bzw. dem zuständigen Mitarbeiter korrigiert. Abschließend wird er einen schriftlichen Bericht an den Sponsor erstellen, in dem über den Fortgang der Studie berichtet wird.

Query Management.

Queries (Rückfragen) zur Datenqualität oder zur Vollständigkeit der Daten werden vom Statistiker gestellt.
Da vor Ort in den Prüfzentren in den seltensten Fällen ein

100 %iges Monitoring stattfindet, tauchen beim Statistiker immer wieder Rückfragen auf, die vom Zentrum beantwortet werden müssen.

9.1.3 Nach der Studie

Zu Ende der Studie sollte eine Abschlussbesprechung erfolgen, um die positiven und negativen Aspekte bei der Durchführung zusammenzufassen. Dies stellt eine Voraussetzung dar, um mögliche Fehler und Schwierigkeiten bei folgenden Studien vermeiden zu können. Zwischenanalysen und Publikationen zu den Studienergebnissen sollten allen beteiligten Personen zur Verfügung gestellt werden.

9.1.4 Checklisten

Die Durchführung einer klinischen Studie muss gut vorbereitet sein. Die beiden nachfolgenden Checklisten fassen kurz zusammen, welche formalen Voraussetzungen erfüllt sein müssen, bevor eine Studie überhaupt beginnen kann und was klinikintern bei der Durchführung einer Studie zu beachten ist, damit eine klinische Studie in die normalen Arbeitsabläufe integriert werden kann und möglichst wenig Zeit und Aufwand kostet.

Checkliste »Allgemeine Voraussetzungen zum Beginn einer klinischen Prüfung«

Eine klinische Studie kann nur begonnen werden, wenn:

- positives Ethikvotum vorliegt
- Bundesoberbehörde zugestimmt hat
- Vertrag zwischen LKP oder Sponsor und Prüfer vorliegt
- Prüfer bei der zuständigen Behörde gemeldet ist
- Probandenversicherung vorliegt
- bei multizentrischen Studien ein LKP vorhanden ist
- der LKP, Prüfer und Hauptprüfer eine 2-jährige Studienerfahrung nachweisen

Checkliste »Vom Ethikvotum bis zur Archivierung der Studienunterlagen – Was ist bei der Durchführung einer Studie in der Klinik zu beachten?«

Vor Studienbeginn:
- Information an alle beteiligten Personen und Abteilungen über Studiendurchführung
- Behandlungs- und Untersuchungsplan allen beteiligen Personen zur Verfügung stellen
- Sicherstellen einer geeigneten Lagerung der Prüfsubstanz mit Schutz vor unbefugtem Zugriff
- Sicherstellen, dass nur autorisiertes Personal die Prüfsubstanz verabreicht
- Sicherstellen, dass nur Studienteilnehmer die Prüfsubstanz erhalten

Während der Studie:
- explizite Mitteilung an alle beteiligten Personen und Abteilungen, dass die Studie gestartet ist
- Einhaltung des Prüfplans
- Beachtung der Hauptzielkriterien
- Aufklärung der Patienten durch einen Arzt und Einholung des schriftlichen Einverständnisses
- Kennzeichnung der Krankenakte mit »Studienpatient«
- Behandlungs- und Untersuchungsplan vorne in die Krankenakte legen
- Terminplanung für die Untersuchungen, die während der Studie erfolgen müssen (Erstellung eines Therapieplans pro Patient)
- Aufzeichnung aller für die Studie relevanten Daten in der Krankenakte
- konsequente Aufzeichnung der Verwendung bzw. Abgabe der Prüfsubstanz
- unverzügliche Meldung schwerwiegender unerwünschter Ereignisse
- Meldung jedes Studienabbruchs an den LKP oder Sponsor
- Studiendokumentation aktuell halten
- Zeit für den Monitor

Nach Studienende:

- Rückgabe nicht verbrauchter Prüfsubstanzen
- Archivierung der Studienunterlagen (mindestens 15 Jahre nach Abschluss oder Abbruch der Studie)

9.2 Rolle der Study Nurse

C. Knabe, J. Sehouli

Um die Qualität klinischer Forschung sicherzustellen und Studien entsprechend internationalen Richtlinien (GCP-ICH) durchzuführen, benötigt man ein professionelles Studienteam im Prüfzentrum. Mit der Qualifikation zur Study Nurse (Studienassistentin) hat sich kurzfristig ein zentrales Tätigkeitsfeld im Studienteam etablieren können.
Die Study Nurse ist Ansprechpartnerin für Prüfarzt, Monitor, Studienzentrale und Patienten. Sie spielt eine zentrale Rolle im reibungslosen Studienablauf. Zu ihrem Tätigkeitsfeld gehören unter anderem Registrierung und unterstützende Aufklärung von Patienten, deren Betreuung während der Studie und in der Nachsorge (Erfragen der Lebensqualität, der Nebenwirkungen nach CTC, Blutentnahmen) sowie die Organisation und Koordination von Diagnostik, Labor, Probenversand und Prüfmedikation. Nur eine enge Verzahnung der Arbeit von Study Nurse und Prüfarzt verspricht die erfolgreiche Umsetzung einer Studie nach den Kriterien der Good Clinical Practice. Grundvoraussetzungen sind eine intensive Kommunikation sowie klare Definitionen und Abgrenzungen der Tätigkeitsfelder von Study Nurse und Prüfarzt.
Die Bestellung der Studienmedikation kann von der Study Nurse vorbereitet werden und ist vom Prüfarzt gegenzuzeichnen. Sind Blutentnahmen erfolgt, kann die Study Nurse nach Kontrolle der Werte und der bestellten Medikation die Studienmedikation applizieren.

Zur Vermeidung von Protokollverletzungen kontrolliert die Study Nurse schon im Vorfeld die Ein- und Ausschlusskriterien. Auch die Korrespondenz mit der Ethikkommission liegt in ihrem Aufgabenbereich. Sie meldet SAEs und kann mit Unterstützung des Prüfarztes einen Ethikantrag vorbereiten. Terminabsprachen, Korrespondenz, Zuteilung und Deponierung der Studienmedikation, Archivierung der Patientenordner und individuelle Patientenbetreuung sind weitere wichtige Aufgaben der Study Nurse.
Um zwischenzeitliche Laborbefunde auch von den Hausärzten zu erhalten, ist es sinnvoll, den Patienten nach dem ersten Chemotherapiezyklus einen Brief an den Hausarzt mitzugeben, mit Informationen zum Studienablauf und der entsprechenden Studiensynopse (Abb 16). Die persönliche Kontaktaufnahme mit dem Hausarzt sollte durch den Studienleiter oder den Prüfarzt erfolgen.

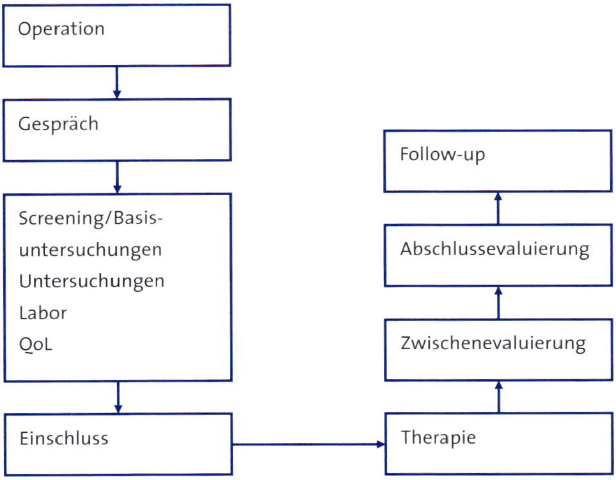

Abb. 16: Flussdiagramm Studientherapie. Der obige Ablaufplan zeigt beispielhaft einige Tätigkeiten im Ablauf einer klinischen Prüfung. Er muss dem jeweiligen Prüfplan angepasst werden, z.B. durch Aufspaltung in weitere Felder und Einfügen spezifischer Tätigkeiten mit Angabe der Zuständigkeiten. QoL: Quality of Life

Durch sorgfältige Vorbereitung des Monitorings (Vorhandensein aller Quelldaten, Vollständigkeit des Prüfarztordners) leistet die Study Nurse einen großen Beitrag zur Qualitätssicherung der Studie. Um einen reibungslosen Ablauf des Monitorings zu gewährleisten, ist es wichtig, alle notwendigen Akten im Vorfeld zu beschaffen, für eine vollständige Dokumentation notwendige ausstehende Befunde zu besorgen sowie die »Altlasten« des vorherigen Monitorings aufzuarbeiten. Hier arbeitet die Study Nurse eng mit dem Prüfarzt und dem Monitor zusammen.
Wichtig ist, dass die Study Nurse den Klinikalltag sowie die Abläufe bei Laboruntersuchungen aus der Praxis kennt. Außerdem sollte sie gute EDV- sowie Englischkenntnisse vorweisen können.

Qualifizierung zur Study Nurse im Prüfzentrum

A. Wolf, J. Sehouli

Die Qualifizierung zur Study Nurse im Prüfzentrum ist eine wichtige Voraussetzung für einen optimalen Ablauf bei der Erfassung von Daten im Rahmen von klinischen Studien. Die Study Nurse steht mit ihrer Arbeit unmittelbar zwischen Arzt, Patient und pharmazentischem Auftraggeber, zwischen klinischer Versorgung und wissenschaftlich exakter Erfassung. Für diese anspruchsvolle Tätigkeit bedarf es neben guter theoretischer Kenntnisse auch eines flexiblen und umsichtigen Handelns.
Folgende Themen bilden die Grundlage für eine Qualifizierung und Ausbildung zur Study Nurse im Prüfzentrum:

- pharmazeutische Forschung und Medikamentenentwicklung
- rechtliche Grundlagen und Genehmigungsverfahren, Zusammenarbeit mit der Ethikkommission
- Aufbau von Studienprotokollen und Durchführung von Studien
- Statistik und Auswertung von Daten
- Datenmanagement und Qualitätssicherung

- Kommunikation und Sozialkompetenz
- Praktikum in einem Prüfzentrum, einer Studienzentrale, bei einem Monitorbesuch

Pharmazeutische Forschung und Medikamentenentwicklung

Der Beginn einer Medikamentenentwicklung ist die Erkenntnis über Entstehung und Epidemiologie von Krankheiten. Ganz allgemein lassen sich Studien nach ihren Ansatzpunkten unterscheiden und einteilen:

- deskriptive Studien (Bevölkerungsstudien)
- analytische Studien (Beobachtungsstudien, Fall-Kontroll-Studien, Kohortenstudien)
- experimentelle Studien

Für die Qualifizierung zur Study Nurse ist es daher notwendig, zunächst mit der Definition und den Grundprinzipien von klinischen Studien zu beginnen. Am Anfang sollten dabei die Fragen stehen:

- Was ist eine systematische wissenschaftliche Untersuchung? Wie ist sie definiert, welche Kriterien müssen eingehalten werden?
- Welche Ziele werden verfolgt und welche Methoden sollten angewandt werden?
  - retrospektiv, prospektiv
  - Querschnittstudie
  - Längsschnittstudie

Jede einzelne Methode hat ihre spezifischen Ziele und lässt nur bestimmte Aussagen zu. Entscheidend ist also, welches Studienziel verfolgt wird. Entsprechend dieses Studienziels lassen sich dann sog. »Studiendesigns« (z.B. randomisierte Studie, Cross-over-Design) unterscheiden. Da in einem Studiensekretariat in der Regel viele verschiedene Studien bearbeitet werden, ist es wichtig, weitere Studienarten und ihre jeweiligen thematischen Abgrenzungen zu kennen, z.B.:

- Post-Marketing-Surveillance
- AWB (Anwendungsbeobachtung)
- TOP (Therapieoptimierungsstudien)

Rechtliche Grundlagen und Genehmigungsverfahren, Ethikkommission

Die Durchführung klinischer Studien ist durch eine Vielzahl gesetzlicher Rahmenbedingungen geregelt. Dabei existieren lokale, nationale und internationale Regelungen und somit auch entsprechende Unterschiede. Die Study Nurse sollte im Rahmen ihrer Arbeit (Antragstellungen, Meldepflichten, Patientenrechte etc.) die derzeit gültigen gesetzlichen Richtlinien einhalten. Im Einzelnen sind zu nennen:

- AMG – allgemeine Voraussetzung
- Deklaration von Helsinki
- GCP-ICH
- gesetzliche Bestimmungen innerhalb einer Klinik
- Ethikkommissionen, Antragstellung
- Zulassungsbehörden
- Überwachungsbehörden
- Behördenanzeigen
- Meldepflichten

Aufbau von Studienprotokollen und Durchführung von Studien

Für die Durchführung von klinischen Studien sind folgende Punkte wichtig und im Einzelnen zu behandeln:

- Kenntnis von Aufbau und Inhalt eines Studienprotokolls
- Ausarbeitung eines Studienprotokolls für die praktische Arbeit
- Durcharbeitung bzw. Erstellen eines Flow Charts und ggf. dessen Änderung (Der Flow Chart ist ein wichtiges Arbeitsmittel für das Studienteam, eine tabellarische Übersicht von den einzelnen Untersuchungen im Studienablauf, s. Abb. 16.)
- Festlegung der Arbeitsfelder im Studienteam
- Initiierung einer Studie im klinischen Alltag
- Anfertigung von weiteren Hilfsmittel zur termingerechten Durchführung der Studien (z.B. Aufkleber)
- Randomisation
- Vorbereitung und Durchführung von Monitorterminen
- Kenntnis von Zielen und Aufgaben der Audits
- Kenntnisse über Besonderheiten (SAEs)
- Inhalt eines Abschlussberichtes und Archivierung

Datenmanagement und Qualitätssicherung

Zur korrekten Durchführung einer Studie sind Datenmanagement und Qualitätssicherung die wichtigsten Bedingungen. Dazu zählen:

- Aufbau und Ziele von SOPs
- zeitnahe Dokumentation
- Dokumentationsregeln, Korrekturen
- Klassifikationen von Nebenwirkungen nach CTC
- Bearbeitung von Rückfragen
- Dateneingabe in der Biometrie
- Auswertung der Daten (grob)
- Qualitätssicherung in der EORTC

Kommunikation und Sozialkompetenz

Eine Study Nurse braucht für ihre Tätigkeit bestimmte Kompetenzen, für die sie ausgebildet werden sollte:

- Kommunikationstraining
- Gesprächsführung
- Konfliktbearbeitung
- Umgang mit Kritik
- Arbeiten im Team
- Motivationstraining
- PC-Kenntnisse
- medizinisches Englisch

Praktikum

Ein Praktikum ist in der gesamten Qualifizierung der Study Nurse von herausragender Bedeutung und sollte frühzeitig geplant werden. Bei der Auswahl des Praktikumsplatzes sollte darauf geachtet werden, dass z.B. verschiedene Dokumentationstechniken und sowohl mono- als auch multizentrische Studien durchgeführt werden. Praktische Erfahrungen im medizinischen Bereich (z.B. als Krankenschwester, MTA) können die Ausbildung zur Studienschwester erheblich vereinfachen, da sich die klinische Realität anders darstellt als in den Kursen. Jede Study Nurse sollte deshalb im Rahmen ihrer Qualifizierung unbedingt ein Praktikum absolvieren und das – wenn möglich – in einem gut funktionierendem Prüfzentrum (Studiensekretariat) und in einer Studienzentrale. Bei der Begleitung von Monitorbesuchen können außerdem weitere praktische Erfahrungen gesammelt werden.

Der Beruf der Study Nurse ist in Deutschland größtenteils unbekannt. Es gibt in Deutschland bisher keine geschützte Berufsbezeichnung (Study Nurse, Studienschwester, Studienkoordinator etc.) und keine allgemein anerkannte und standardisierte Ausbildung. Um die Qualität klinischer Studien zu verbessern, sind unter anderen die Deutsche Krebsgesellschaft, die Universität Frankfurt, die KKS (Koordinierungszentrum für Klinische Studien) Charité Berlin, die KKS Düsseldorf und die CRO Alcedis GmbH

bemüht, mittleres medizinisches Personal (Krankenschwestern bzw. Krankenpfleger, MTAs etc.) als Studienassistenten zu qualifizieren.
Im Internet sind weitere Informationen zu finden unter:

- www.uniklinik-duesseldorf.de
  → Koordinierungszentrum
- www.rrk-berlin.de/rrkweb/chirurgie/index.htm
- www.kgu.de/documents/fortbildung.pdf
- www.kks.charite.de/
- www.alcedis.de/

Beispiele für eine Übersicht studienbegleitender Untersuchungen geben die Tabellen 4 und 5.

Untersuchung	Vor Registrierung	Während der Behandlung mit Epirubicin vor Zyklusbeginn
Anamnese	X	
Körperliche Untersuchung	X	X
Leistungsstatus (nach ECOG)	X	X
HER2-Status	X	
Bildgebende Tumormessungen: CT, Röntgen, Ultraschall	X	nach dem 4. Zyklus
Hämatologie	X	X[1]
Differenzialblutbild	X	
Klinische Chemie[2]	X	X
EKG	X	X
Ruhe-Echokardiographie	X	nach dem 4. Zyklus
Beurteilung der Toxizität		X
Lebensqualität (nach EORTC)	X	X

[1] wöchentlich: kleines Blutbild; bei hämatologischer Toxizität (Leukozyten < 2 x 10 9/l) –> Differenzialblutbild

[2] Kreatinin, Kreatinin-Clearance, Harnstoff, Gesamtbilirubin, alkalische Phosphatase, SGPT (ALT), LDH, Glucose, K, Na, Ca, CHE, Urin-Sticks

Tab. 4: Untersuchungen während einer Studienbehandlung

	Während der Behandlung mit Substanz A und B wöchentlich	Ende der Behandlung	Follow-up alle 3 Monate
	X	X	X
	X	X	
	bei Ende der Behandlung mit Substanz A	X	X
	X[1]	X	X, ggf. bis zur Erholung
		X	X, ggf. bis zur Erholung
	alle 4 Wochen	X	X, ggf. bis zur Erholung
	alle 6 Wochen	X	X
	bei Ende der Behandlung mit Substanz A	X	X
	X	X	
	alle 3 Wochen	X	

	Weniger als 2 Wochen vor Aufnahme	Abschluss nach Radio- bzw. Radio-Chemotherapie Woche 10
Einwilligungserklärung des Patienten	X	
Anamnese	X	
Nachweis bzw. Bewertung extrazerebraler Metastasen	X	
CT oder MRT der Hirnmetastasen	X	X
Klinische Untersuchungen	X	X
Blutbild	X	X[1]
Blutchemie	X	X
Toxizitätsbewertung	X	X
Mini Mental Status Examination	X	X
EORTC-QLQ C30	X	X

[1] bereits wöchentlich während Radio-Chemotherapie
[2] jeweils auch Tag 8 des Zyklus
[3] nur bei Patienten mit Chemotherapie oder Therapieabbruch
[4] nur Woche 19 nach Abschluss der Radio(chemo)therapie

Tab. 5: Untersuchungen während einer Studienbehandlung bei Hirntumoren

Patient mit extrazerebralem Tumor	Patient ohne extrazerebralen Tumor	Abschluss bei Tumorprogress	Follow-up alle 12 Wochen
vor jedem Zyklus	Zwischenunter-suchung alle 12 Wochen		
X	X	X	
X[4]	X[4]	X	
X	X	X	X
X[2]		X[3]	
X			
X	X	X	X
X	X		
X	X		

9.3 Checkliste Erforderliche Antragsunterlagen für Studien nach der 12. AMG-Novelle

Die folgenden Unterlagen müssen der zuständigen EK zur Beantragung des Votums vor Beginn der Studie vorgelegt werden:

Einen kompletten Antrag können Sie z.B. bei der LÄK Brandenburg herunterladen http://www.laekb.de

1. Kopie des Bestätigungsschreibens zur Zuteilung einer EudraCT-Nummer
2. unterzeichnetes Begleitschreiben in Deutsch mit Eudra CT-Nr., Prüfplancode, Titel und Besonderheiten der klinischen Prüfung, Fundstellen zitierter Informationen
3. unterzeichneter Prüfplan (Hauptprüfer/LKP, Sponsor/Vertreter) mit vollständigem Titel/Arbeitstitel, EudraCT-Nr., Prüfplancode, Fassung und Datum
4. Name/Firma, Anschrift des Sponsors und ggf. Vertreter in anderen Staaten der EU, EWR
5. Namen, Anschriften der Einrichtungen von Prüfstelle, Prüflabor, sowie Hauptprüfer und ggf. LKP
6. Berufe von Prüfern, die nicht Arzt sind, und Begründung der besonderen Gegebenheiten, die den Einsatz von Nicht-Ärzten rechtfertigen
7. Prüferinformation
8. Bezeichnung und Charakterisierung der Prüfpräparate
9. Gegenstand der klinischen Prüfung und ihre Ziele
10. Anzahl, Alter und Geschlecht der betroffenen Personen
11. Kriterien für die Auswahl der betroffenen Personen sowie statistische Erwägungen
12. Begründung für Geschlechterverteilung
13. Weiterbehandlungsplan bzw. medizinische Betreuung nach Ende der Prüfung
14. ablehnende Bewertungen anderer EKs, Genehmigungsversagungen anderer Behörden, zustimmende Bewertungen einer EK oder Genehmigungen von Behörden mit Auflagen
15. Erklärung, dass betroffene Personen, die der Daten-

weitergabe nicht zustimmen, nicht in die klinische Prüfung eingeschlossen werden
16. Bedeutung der klinischen Prüfung
17. vorhersehbare Risiken und Nachteile gegenüber dem erwarteten Nutzen
18. Rechtfertigung für Einbeziehung besonderer Personen
19. Vom Sponsor oder Prüfer möglicherweise abhängige Personen
20. Finanzierung der Studie
21. Lebensläufe der Prüfer oder andere Qualifikationsnachweise
22. wirtschaftliche und andere Interessen der Prüfer bzgl. Prüfpräparaten
23. Angaben zur Eignung der Prüfstelle
24. Informationen und Unterlagen zur Einwilligung nach Aufklärung
25. Untersuchungsmethoden, Abweichungen von der üblichen Praxis
26. Verfahrensweise zur Verhinderung, dass Personen gleichzeitig an anderen klinischen Prüfungen teilnehmen (Karenzzeiten)
27. Dokumentation zum Gesundheitszustand gesunder Personen
28. Versicherung nach § 40 AMG, Abs. 1 Nr. 8, Abs. 3
29. Vergütung der Prüfer und Entschädigung der Personen
30. Erklärung zur Einhaltung des Datenschutzes
31. vom Sponsor für die Prüfstelle vorgesehenen Verträge
32. Aussetzen oder vorzeitige Beendigung der klinischen Prüfung
33. Liste der beteiligten EK bei multizentrischen Studien
34. Zusammenfassung der wesentlichen Prüfplaninhalte in deutscher Sprache, wenn der Prüfplan in englisch vorgelegt wird

9.4 Checkliste Patienteninformation

Sowohl die Patienteninformation als auch die Einwilligungserklärung haben auf eine für den Patienten verständliche Sprache zu achten. Hier sollten die Formulierungen und der Inhalt mit verschiedenen Patienten besprochen und optimiert werden. Die Einwilligungserklärung soll von dem Versuchsteilnehmer unterschrieben werden mit dem Zusatz, dass er sie gelesen, verstanden und zum Verbleib erhalten hat.

Kopfbogen

- Kopfbogen der Klinik/Abteilung
- Überschrift: Studientitel

Einleitung

- Name und Anschrift des Studienarztes und der sonst an der Studie beteiligten Personen
- Ist die Studie durch den Antragsteller selbst initiiert oder durch Dritte angeregt?
- Name und Anschrift des Sponsors/Auftraggebers
- Benennung der Studienleitkommission

Zweck der Studie

- Was ist das Versuchsziel?
- Sind Wirkungen der zu testenden Substanz bekannt?
- Angabe der bisher bekannten Wirkungen der zu prüfenden Substanz bei Arzneimittelstudien und Medizinproduktstudien
- Wurde die Methode bereits am Menschen angewendet?
- Informationen über Anzahl der Probanden/Patienten, Dosierung, Resultate und insbesondere aufgetretene unerwünschte Wirkungen
- Gibt es andere Therapiemöglichkeiten? Bei Prüfung am Patienten müssen andere Therapiemöglichkeiten genannt werden sowie deren jeweilige Vor- und Nachteile.

Ablauf der Untersuchung, klinische Prüfung

- Welches wissenschaftliche Studiendesign wird verfolgt (z.B. doppelblind, randomisiert, plazebokontrolliert)? Hierbei müssen die Fachausdrücke erläutert werden.
- Ist die erforderliche Standardtherapie (state of the art) garantiert?

- Welchen Versuchsablauf durchläuft der Versuchsteilnehmer in der Studie? Hier ist die genaue zeitliche und inhaltliche Beschreibung des Versuchsablaufs erforderlich.
- Wie viele Untersuchungen, Eingriffe und Tests werden ausschließlich zum Zwecke der Studie an dem Versuchsteilnehmer durchgeführt? Als Vergleich gilt die klinischen Routine.
- Wie werden die entnommenen Blut-, Gewebe- oder Urinproben verschlüsselt und weiter verwendet?

Mögliche Risiken

- Welche mögliche Belastungen, Risiken und unerwünschten Wirkungen des geplanten Versuchs können auftreten? Hierbei spielt es keine Rolle, wie selten bestimmte Nebenwirkungen auftreten könnten.
- Welche Aus- und Einschlusskriterien sind definiert?
- Wann soll oder muss die individuelle Studienteilnahme, wann die Gesamtstudie aus medizinischen Gründen abgebrochen werden?
- Bestehen Wechselwirkungen mit anderen Medikamenten?

Datenschutz

Der Versuchsteilnehmer ist über den geplanten Umgang mit seinen im Rahmen der Studie aufgezeichneten Krankheitsdaten und personenbezogenen Daten aufzuklären. Hierbei sind insbesondere die einzelnen Schritte der Datenverarbeitung zu erläutern, von der Erhebung bis zur Löschung. Folgende Inhalte müssen in der Patienteninformation enthalten sein:

- Wer erhebt im Rahmen der Studie die personenbezogenen Daten und Krankheitsdaten des Versuchsteilnehmers?
- Wann und wie erfolgt eine Anonymisierung der Daten (s. hierzu § 3 Abs. 6 und § 40 Abs. 2 BDSG)?
- Wo und wie (handschriftlich, elektronisch) werden die personenbezogenen und Krankheitsdaten in

welcher Form (personenbezogen oder anonymisiert) aufgezeichnet?
- Wem werden die Daten in welcher Form im Einzelnen übermittelt? Hier sind Name und Anschrift des Datenempfängers anzugeben (s. hierzu § 6 Abs. 3 BDSG, Art. 10 c der EG-Datenschutzrichtlinie, § 40 Abs. 1 Nr. 2 AMG).
- In welcher Form kommt es zu einer Veröffentlichung der Studienergebnisse?
- Wer hat außer dem Studienarzt einen ggf. stichprobenartigen Zugriff auf die nicht anonymisierten, im Rahmen der klinischen Studie aufgezeichneten Krankheitsdaten (s. § 40 Abs. 1 Nr. 2 AMG)?
- Wann werden die Daten gelöscht bzw. vernichtet (s. Berufsordnung, AMG und MPG)?

Ferner ist der Versuchsteilnehmer darüber aufzuklären, dass er jederzeit Auskunft über seine im Rahmen der Studie aufgezeichneten Daten verlangen und ihrer Weiterverarbeitung im Falle des Widerrufs seiner Einwilligung in die Studienteilnahme widersprechen kann (s. § 20 Abs. 5 BDSG). Des Weiteren ist der Versuchsteilnehmer berechtigt, das Ergebnis seiner Untersuchung und alle ihn betreffenden personenbezogenen Daten zu erfahren (s. § 19 BDSG).

Aufklärung über den Versicherungsschutz

Angabe von Versicherungsnamen, -adresse und -nummer und Höhe der Leistungen im Schadensfall. Der Versuchsteilnehmer muss darauf hingewiesen werden, dass der Versicherungsschutz gefährdet sein kann, wenn er folgenden Maßgaben nicht nachkommt:

- Während der Dauer der klinischen Prüfung darf sich der Versuchsteilnehmer ohne Zustimmung des Studienleiters bzw. -arztes – außer in Notfällen – keiner anderen medizinischen Behandlung unterziehen.

- Eine Gesundheitsschädigung, die als Folge der klinischen Prüfung eingetreten sein könnte, muss er unverzüglich dem Studienarzt und der Versicherung anzeigen.

Fragerecht/Mitteilungspflicht

Der Versuchsteilnehmer besitzt ein jederzeitiges Fragerecht gegenüber dem Studienarzt über alle Angelegenheiten, welche die Studie betreffen, insbesondere auch über Risiken.

- An wen sind die Fragen zu richten? Hierzu Angabe von Name, Adresse, Telefonnummer des verantwortlichen Prüfarztes.
- Hinweis auf die Pflicht des Versuchsteilnehmers, während der Dauer der Versuchsteilnahme die Anweisungen des Studienarztes zu befolgen und diesen über eine Veränderung seines gesundheitlichen Wohlbefindens unverzüglich zu unterrichten. Gleiches gilt für ggf. eingetretene Schwangerschaften, nicht studienbedingte ärztliche Maßnahmen und andere Umstände, die auf den Verlauf der klinischen Studie bzw. die Teilnahme an ihr Einfluss nehmen können.

Freiwilligkeit der Teilnahme

- Hinweis auf das Recht, an der Studie ohne Angabe von Gründen nicht teilzunehmen, ohne dass hierdurch die ansonsten bei dem Versuchsteilnehmer notwendigen medizinischen Maßnahmen beeinträchtigt werden.
- Gleiches gilt für den Abbruch der Studienteilnahme und den Widerruf der Einwilligung sowie bei einem Widerspruch gegen die Weiterverarbeitung der Daten.
- Der Studienarzt hat das Recht, den Versuchsteilnehmer aus Sicherheitsgründen, Änderung der Maßnahmen und anderen medizinischen Gründen aus der Studie herauszunehmen.

Kosten

Es bestehen zwei verschiedene Formen der Vergütung von Studienteilnehmern:

- Honorare: Sie werden meist als Anreiz zur Studienteilnahme angeboten und könnten, je nach Größenordnung, auch bei vorhandenen Risiken zur Studienteilnahme verlocken. Diese Konstellation wird üblicherweise als unethisch abgelehnt.
- Aufwandsentschädigungen: Sie sind bei entstehenden Unkosten bei Vorlage und Aufbewahrung der entsprechenden Belege gerechtfertigt und angemessen zu ersetzen.

9.5 Checkliste Einwilligungserklärung

9.5.1 Allgemeine Hinweise zum erforderlichen Inhalt der Einwilligungserklärung

Für die Einwilligungserklärung sollte ein separates Blatt verwendet werden. Im Kopfbogen sollte die durchführende Einrichtung erwähnt werden. Der Titel der Studie sollte auf jeder Seite angegeben sein.
Vor Einwilligung sollte der Versuchsteilnehmer ausreichend mündlich und schriftlich über die geplante Studie informiert worden sein und eine schriftliche Patienteninformation erhalten haben.
Eine Kopie der Einwilligungserklärung verbleibt bei dem Patienten. Das Original sollte in der Patientenakte aufbewahrt werden. Es ist außerdem zu empfehlen, dass eine zusätzliche Kopie separat in dem Studienordner abgeheftet wird.
Der Gebrauch der Einwilligungserklärung und der Patienteninformation müssen von der zuständigen Ethikkommission genehmigt werden.

Die schriftliche Einwilligung des Prüfungsteilnehmers muss

- eigenhändig datiert und unterschrieben werden und
- vor Einschluss in die klinische Prüfung vorliegen

Erst nach der Unterzeichnung der (persönlich mit Datum versehenen) Einwilligung kann der Patient in die Studie eingeschlossen und eventuell randomisiert werden. Ist der Patient nicht in der Lage, die Einwilligung schriftlich zu erteilen, ist in diesem Falle die Einwilligung gegenüber dem Prüfarzt mündlich wirksam. Hierbei ist aber ein Zeuge hinzuzuziehen, der den Vorgang schriftlich auf dem Einwilligungsformular bestätigt.
Die Unterschrift des Patienten ist nur gültig, wenn dieser geschäftsfähig ist. Bei nicht geschäftsfähigen Patienten muss die Einwilligung durch den Vormund unterschrieben werden.
Bei der Prüfung von Arzneimitteln an erkrankten Kindern und Jugendlichen ist neben der Einwilligung der Kinder bzw. Jugendlichen, soweit diese die Tragweite und Bedeutung des Eingriffes erkennen können, auch die Einwilligung des gesetzlichen Vertreters erforderlich. »Gesetzlicher Vertreter« sind beide Elternteile, sofern ihnen das gemeinsame Personensorgerecht zusteht, ansonsten der allein sorgeberechtigte Elternteil oder der gerichtlich bestellte Vormund.

9.5.2 Muster für eine Einwilligungserklärung (Beispiel Studie zur Chemotherapie)

Kopfbogen:
Durchführende Einrichtung mit kompletter Anschrift und Telefon-/Fax-Nummer

Titel der Studie

Einwilligungserklärung gemäß §§ 40, 41 Arzneimittelgesetz BRD und § 3 Bundesdatenschutzgesetz

Hiermit erkläre ich

Vorname, Name, Geburtsdatum:

dass ich durch Herrn/Frau Dr. .... mündlich und schriftlich über das Wesen, die Bedeutung, Tragweite und Risiken der wissenschaftlichen Untersuchung im Rahmen der Studie .... (Titel) informiert wurde und ausreichend Gelegenheit hatte, meine Fragen hierzu in einem Gespräch mit dem/der Prüfarzt/ärztin zu klären. Im Einzelnen erstreckte sich das Aufklärungsgespräch auf:

- die Art der Erkrankung, ihre Behandlungsmöglichkeiten und die Prognose
- das Ziel des Behandlungskonzeptes
- die Art und Durchführung der geplanten Chemotherapie sowie ihre Nebenwirkungen und Risiken
- die Notwendigkeit der therapiebegleitenden Behandlung (supportiven Therapie) zur Chemotherapie, der eventuellen Gabe von Blutprodukten (roten Blutzellen und Blutplättchen)
- die Weitergabe und Nutzung von Daten zur wissenschaftlichen Auswertung; die Datenverarbeitung erfolgt streng nach den gesetzlichen Bestimmungen des Datenschutzes

Ich bin informiert worden, dass eine Patientenversicherung für die Teilnahme an dieser klinischen Untersuchung abgeschlossen wurde.
Die mit dieser Studie verbundenen Rechte und Pflichten sind mir ausführlich dargestellt worden, ebenso die Entscheidungsfreiheit zur Teilnahme an dem Behandlungskonzept. Mir ist bekannt, dass ich meine Einwilligung jederzeit ohne Angabe von Gründen und ohne nachteilige Folgen für mich zurückziehen und einer Weiterverarbeitung meiner Daten jederzeit widersprechen kann.

Ich erkläre, dass ich mit der im Rahmen der klinischen Prüfung erfolgenden Aufzeichnung von Krankheitsdaten bzw. Studiendaten und ihrer anonymisierten Weitergabe zur Überprüfung an den Auftraggeber, die zuständige Überwachungsbehörde oder die zuständige Bundesoberbehörde und, soweit es sich um personenbezogene Daten handelt, mit deren Einsichtnahme durch zur Verschwiegenheit verpflichtete Beauftragte des Auftraggebers oder der Behörden einverstanden bin.

Ich wurde über den bestehenden Versicherungsschutz und die damit für mich verbundenen Rechte und Pflichten informiert.
Die oben aufgeführten Punkte und die mir vorgelegte Patienteninformation habe ich verstanden.
Ich bin bereit, an der wissenschaftlichen Untersuchung im Rahmen der o.g. Studie teilzunehmen.
Ich bin damit einverstanden, dass der Prüfleiter oder -arzt sich mit meinem/r behandelndem/n Arzt/Ärztin im Rahmen dieser Studie in Verbindung setzt.
Eine Kopie der Patienteninformation und der Einwilligungserklärung wurden mir übergeben sowie ein Patientenausweis, den ich während der klinischen Prüfung bei mir tragen werde.

Ort, Datum Unterschrift Patientin

Ort, Datum Unterschrift aufklärende(r) Ärztin/Arzt

9.6 Allgemeine Informationen zu Studien (Faltblatt für Ihre Patienten)

Im Folgenden möchten wir Sie über klinische Studien informieren. Die Ausführungen können und sollen das Gespräch mit Ihrem Arzt nicht ersetzen, sondern sind als Ergänzung und Diskussionsgrundlage zu verstehen. Bevor ein Medikament vom Institut für Arzneimittel neu zugelassen wird oder neue Therapiekonzepte unbedenklich den Patienten angeboten werden können, sind wissenschaftliche Untersuchungen erforderlich, sog. Studien. Durch solche Untersuchungen muss wissenschaftlich belegt werden, dass neue Therapiekonzepte wirksam sind und dem Patienten Vorteile bezüglich der Therapieergebnisse bringen. Klinische Studien sind unabdingbar, um Fortschritte auch für die Krebsbehandlung zu erreichen und um für Patienten die besten und effektivsten Therapiestrategien entwickeln zu können. Fragen Sie Ihren Arzt nach klinischen Studien.

Bevor eine Studie begonnen werden kann, sind strenge wissenschaftliche und gesetzliche Voraussetzungen zu erfüllen. Das Studienprotokoll wird in der Regel von verschiedenen Experten des jeweiligen Fachgebietes auf Basis neuester wissenschaftlicher Daten erstellt, von einer unabhängigen Ethikkommission begutachtet, der Bundesbehörde gemeldet, und es ist eine Patientenversicherung abzuschließen.

Patienten in klinischen Studien sind unter »besonderer Beobachtung«, sie erhalten in der Regel innovative und neueste Therapiekonzepte, deren »Überprüfung« und »Anwendung« nur im Rahmen der wissenschaftlichen Untersuchung der Patienten möglich ist. Außerdem sind für eventuell auftretende Zwischenfälle oder Komplikationen, die im Rahmen der Erkrankung und ihrer Therapie auftreten können, bereits klare Behandlungskonzepte festgelegt.

Im Allgemeinen profitieren Patienten von ihrer Behandlung im Rahmen klinischer Studien auch langfristig.

Auf dem weltweit größten Krebskongress der Amerikanischen Gesellschaft für Onkologie (ASCO) in New Orleans im Jahre 2000 konnte eine österreichische Arbeitsgruppe zeigen, dass Patientinnen mit Brustkrebs innerhalb von klinischen Studien im Vergleich zu Patientinnen außerhalb von Studien deutlich länger lebten. Ein weiteres Argument für Ihre Mitarbeit an klinischen Studien ist die Tatsache, dass Sie mit Ihrer Teilnahme einen wichtigen Beitrag auch für andere Patienten im Kampf gegen Krebs leisten. Hierfür möchten wir Ihnen bereits jetzt danken.

Im Folgenden einige wichtige Hinweise für die Teilnahme an wissenschaftlichen Untersuchungen:

Versicherungsschutz

Mit der Teilnahme an einer wissenschaftlichen Untersuchung sind fest definierte Rechte und Pflichten verbunden. Sollten Sie infolge Ihrer Teilnahme an dieser klinischen Untersuchung erkranken oder eine Verletzung erleiden, so wird (nach Vorschriften des geltenden Arzneimittelgesetzes) für eine adäquate Behandlung gesorgt. Entsprechend den gesetzlichen Bestimmungen sind Sie während der klinischen Prüfung gegen mögliche Gesundheitsstörungen, die durch das Medikament hervorgerufen werden können, versichert. Zur Wahrung des Versicherungsschutzes ist es allerdings erforderlich:

- eine andere medizinischen Behandlung während der Dauer der Prüfung nur mit Zustimmung des Prüfarztes aufzunehmen (dies gilt selbstverständlich nicht für Notfälle; in diesem Fall ist der Prüfarzt aber zu informieren)
- alle zweckmäßigen Maßnahmen zur Aufklärung der Ursache und des Umfangs und zur Minderung des Schadens zu treffen (Auskunftspflicht)
- Ihre behandelnden Ärzte, Kranken- oder Sozialversicherer auf Verlangen des Patientenversicherers zu beauftragen, Berichte über den Gesundheitsschaden zu erstellen und diese auch zur Auskunftserteilung zu ermächtigen

Freiwillige Teilnahme

Die Teilnahme an einer wissenschaftlichen Untersuchung ist vollkommen freiwillig, und Sie können jederzeit von der Zusage zur Teilnahme an dieser Untersuchung zurücktreten. Wenn Sie das tun, wird der behandelnde Arzt Sie nach bestem Wissen und Gewissen weiter behandeln. Es entstehen Ihnen hierdurch keinerlei Nachteile. Sie haben die Möglichkeit, zu jeder Zeit mit den verantwortlichen Ärzten dieses Projektes über den Fortgang der Therapie zu sprechen.

Vertraulichkeit und Eingabe persönlicher Daten

Daten und Informationen aus Ihren Krankenunterlagen, die über den Verlauf der Erkrankung und bestimmte Untersuchungsergebnisse Auskunft geben, werden im Rahmen der wissenschaftlichen Untersuchung in anonymisierter Form aufgezeichnet und ausgewertet. Es wird zugesichert, dass alle beteiligten Personen und Organisationen die erhaltenen Informationen mit größter Vertraulichkeit behandeln. Die Datenverarbeitung erfolgt streng nach den gesetzlichen Bestimmungen des Datenschutzes. Sie haben das Recht, sich jederzeit über Art und Ausmaß der übermittelnden Daten bei den Sie betreuenden Ärzten zu informieren.
Weitere Informationen zu klinischen Studien gibt Ihnen Ihr betreuender Arzt, eine Broschüre zu diesem Thema erhalten Sie kostenlos von der Deutschen Krebshilfe (»Blauer Ratgeber: Studien«).

9.7 Deutsche Fassung der Deklaration von Helsinki

Ethische Grundsätze für die medizinische Forschung am Menschen. Auf der 52. Generalversammlung im Oktober 2000 in Edinburgh verabschiedete Neufassung (Weltärztebund 2000).

Erstvorlage: 1964 17. C Original: Englisch

Deklaration des Weltärztebundes von Helsinki

Ethische Grundsätze für die medizinische Forschung am Menschen, verabschiedet von der 18. Generalversammlung des Weltärztebundes Helsinki, Finnland, Juni 1964,

revidiert von der 29. Generalversammlung des Weltärztebundes, Tokio, Japan, Oktober 1975

von der 35. Generalversammlung des Weltärztebundes Venedig, Italien, Oktober 1983, von der 41. Generalversammlung des Weltärztebundes Hong Kong, September 1989,

von der 48. Generalversammlung des Weltärztebundes Somerset West, Republik Südafrika, Oktober 1996

und von der 52. Generalversammlung des Weltärztebundes Edinburgh, Schottland, Oktober 2000

A Einleitung

1. Mit der Deklaration von Helsinki hat der Weltärztebund eine Erklärung ethischer Grundsätze als Leitlinie für Ärzte und andere Personen entwickelt, die in der medizinischen Forschung am Menschen tätig sind. Medizinische Forschung am Menschen schließt die Forschung an identifizierbarem menschlichem Material oder identifizierbaren Daten ein.

2. Es ist die Pflicht des Arztes, die Gesundheit der Menschen zu fördern und zu erhalten. Der Erfüllung dieser Pflicht dient der Arzt mit seinem Wissen und Gewissen.

3. Die Genfer Deklaration des Weltärztebundes verpflichtet den Arzt mit den Worten: »Die Gesundheit meines Patienten soll mein vornehmstes Anliegen sein«, und der internationale Kodex für ärztliche Ethik legt fest: »Der Arzt soll bei der Ausübung seiner ärztlichen Tätigkeit ausschließlich im Interesse des Patienten handeln, wenn die Therapie eine Schwächung des physischen und psychischen Zustandes des Patienten zur Folge haben kann«.

4. Medizinischer Fortschritt beruht auf Forschung, die sich letztlich zum Teil auch auf Versuche am Menschen stützen muß.

5. In der medizinischen Forschung am Menschen haben Überlegungen, die das Wohlergehen der Versuchsperson (die von der Forschung betroffene Person) betreffen,

Vorrang vor den Interessen der Wissenschaft und der Gesellschaft.

6. Oberstes Ziel der medizinischen Forschung am Menschen muß es sein, prophylaktische, diagnostische und therapeutische Verfahren sowie das Verständnis für die Ätiologie und Pathogenese der Krankheit zu verbessern. Selbst die am besten erprobten prophylaktischen, diagnostischen und therapeutischen Methoden müssen fortwährend durch Forschung auf ihre Effektivität, Effizienz, Verfügbarkeit und Qualität geprüft werden.

7. In der medizinischen Praxis und in der medizinischen Forschung sind die meisten prophylaktischen, diagnostischen und therapeutischen Verfahren mit Risiken und Belastungen verbunden.

8. Medizinische Forschung unterliegt ethischen Standards, die die Achtung vor den Menschen fördern und ihre Gesundheit und Rechte schützen. Einige Forschungspopulationen sind vulnerabel und benötigen besonderen Schutz. Die besonderen Schutzbedürfnisse der wirtschaftlich und gesundheitlich Benachteiligten müssen gewahrt werden. Besondere Aufmerksamkeit muß außerdem denjenigen entgegengebracht werden, die nicht in der Lage sind, ihre Zustimmung zu erteilen oder zu verweigern, denjenigen, die ihre Zustimmung möglicherweise unter Ausübung von Zwang abgegeben haben, denjenigen, die keinen persönlichen Vorteil von dem Forschungsvorhaben haben und denjenigen, bei denen das Forschungsvorhaben mit einer Behandlung verbunden ist.

9. Forscher sollten sich der in ihren eigenen Ländern sowie der auf internationaler Ebene für die Forschung am Menschen geltenden ethischen, gesetzlichen und verwaltungstechnischen Vorschriften bewußt sein. Landesspezifische, ethische, gesetzliche oder

verwaltungstechnische Vorschriften dürfen jedoch die in der vorliegenden Deklaration genannten Bestimmungen zum Schutz der Menschen in keiner Weise abschwächen oder aufheben.

B Allgemeine Grundsätze für jede Art von medizinischer Forschung

10. Bei der medizinischen Forschung am Menschen ist es die Pflicht des Arztes, das Leben, die Gesundheit, die Privatsphäre und die Würde der Versuchsperson zu schützen.

11. Medizinische Forschung am Menschen muß den allgemein anerkannten wissenschaftlichen Grundsätzen entsprechen, auf einer umfassenden Kenntnis der wissenschaftlichen Literatur, auf anderen relevanten Informationsquellen sowie auf ausreichenden Laborversuchen und gegebenenfalls Tierversuchen basieren.

12. Besondere Sorgfalt muß bei der Durchführung von Versuchen walten, die die Umwelt in Mitleidenschaft ziehen können. Auf das Wohl der Versuchstiere muß Rücksicht genommen werden.

13. Die Planung und Durchführung eines jeden Versuches am Menschen ist eindeutig in einem Versuchsprotokoll niederzulegen. Dieses Protokoll ist einer besonders berufenen Ethikkommission zur Beratung, Stellungnahme, Orientierung und gegebenenfalls zur Genehmigung vorzulegen, die unabhängig vom Forschungsteam, vom Sponsor oder von anderen unangemessenen Einflußfaktoren sein muß. Diese unabhängige Kommission muß mit den Gesetzen und Bestimmungen des Landes, in dem das Forschungsvorhaben durchgeführt wird, im Einklang sein. Die Kommission hat das Recht, laufende Versuche zu überwachen. Der Forscher hat die Pflicht, die Kommission über den Versuchsablauf zu informieren, insbesondere über alle während des Versuchs auftretenden ernsten Zwischenfälle. Der Forscher hat

der Kommission außerdem zur Prüfung Informationen über Finanzierung, Sponsoren, institutionelle Verbindungen, potentielle Interessenkonflikte und Anreize für die Versuchspersonen vorzulegen.

14. Das Forschungsprotokoll muß stets die ethischen Überlegungen im Zusammenhang mit der Durchführung des Versuchs darlegen und aufzeigen, daß die Einhaltung der in dieser Deklaration genannten Grundsätze gewährleistet ist.

15. Medizinische Forschung am Menschen darf nur von wissenschaftlich qualifizierten Personen und unter Aufsicht einer klinisch kompetenten, medizinisch ausgebildeten Person durchgeführt werden. Die Verantwortung für die Versuchsperson trägt stets eine medizinisch qualifizierte Person und nie die Versuchsperson selbst, auch dann nicht, wenn sie ihr Einverständnis gegeben hat.

16. Jedem medizinischen Forschungsvorhaben am Menschen hat eine sorgfältige Abschätzung der voraussehbaren Risiken und Belastungen im Vergleich zu dem voraussichtlichen Nutzen für die Versuchsperson oder andere vorauszugehen. Dies schließt nicht die Mitwirkung von gesunden Freiwilligen in der medizinischen Forschung aus. Die Pläne aller Studien sind der Öffentlichkeit zugänglich zu machen.

17. Ärzte dürfen nicht bei Versuchen am Menschen tätig werden, wenn sie nicht überzeugt sind, daß die mit dem Versuch verbundenen Risiken entsprechend eingeschätzt worden sind und in zufriedenstellender Weise beherrscht werden können. Ärzte müssen den Versuch abbrechen, sobald sich herausstellt, daß das Risiko den möglichen Nutzen übersteigt oder wenn es einen schlüssigen Beweis für positive und günstige Ergebnisse gibt.

18. Medizinische Forschung am Menschen darf nur durchgeführt werden, wenn die Bedeutung des Versuchsziels die Risiken und Belastungen für die Versuchsperson überwiegt. Dies ist besonders wichtig, wenn es sich bei den Versuchspersonen um gesunde Freiwillige handelt.

19. Medizinische Forschung ist nur gerechtfertigt, wenn es eine große Wahrscheinlichkeit gibt, daß die Populationen, an denen die Forschung durchgeführt wird, von den Ergebnissen der Forschung profitieren.

20. Die Versuchspersonen müssen Freiwillige sein und über das Forschungsvorhaben aufgeklärt sein.

21. Das Recht der Versuchspersonen auf Wahrung ihrer Unversehrtheit muß stets geachtet werden. Es müssen alle Vorsichtsmaßnahmen getroffen werden, um die Privatsphäre der Versuchsperson und die Vertraulichkeit der Informationen über den Patienten zu wahren und die Auswirkungen des Versuchs auf die körperliche und geistige Unversehrtheit sowie die Persönlichkeit der Versuchsperson so gering wie möglich zu halten.

22. Bei jeder Forschung am Menschen muß jede Versuchsperson ausreichend über die Ziele, Methoden, Geldquellen, eventuelle Interessenkonflikte, institutionelle Verbindungen des Forschers, erwarteten Nutzen und Risiken des Versuchs sowie über möglicherweise damit verbundene Störungen des Wohlbefindens unterrichtet werden. Die Versuchsperson ist darauf hinzuweisen, daß sie das Recht hat, die Teilnahme am Versuch zu verweigern oder eine einmal gegebene Einwilligung jederzeit zu widerrufen, ohne daß ihr irgendwelche Nachteile entstehen. Nachdem er sich vergewissert hat, daß die Versuchsperson diese Informationen verstanden hat, hat der Arzt die freiwillige Einwilligung nach Aufklärung (»informed consent«) der Versuchsperson einzuholen; die Erklärung sollte vorzugsweise schriftlich abgegeben werden. Falls die Einwilligung nicht in

schriftlicher Form eingeholt werden kann, muß die nicht-schriftliche Einwilligung formell dokumentiert und bezeugt werden.

23. Beim Einholen der Einwilligung nach Aufklärung für das Forschungsvorhaben muß der Arzt besonders zurückhaltend sein, wenn die Person in einem Abhängigkeitsverhältnis zu dem Arzt steht oder die Einwilligung möglicherweise unter Druck erfolgt. In einem solchen Fall muß die Einwilligung nach Aufklärung durch einen gutunterrichteten Arzt eingeholt werden, der mit diesem Forschungsvorhaben nicht befaßt ist und der keine Beziehung zu den Personen hat, die in diesem Abhängigkeitsverhältnis zueinander stehen.

24. Im Falle einer Versuchsperson, die nicht voll geschäftsfähig ist, infolge körperlicher oder geistiger Behinderung ihre Einwilligung nicht erteilen kann oder minderjährig ist, muß die Einwilligung nach Aufklärung vom gesetzlich ermächtigten Vertreter entsprechend dem geltenden Recht eingeholt werden. Diese Personengruppen sollten nicht in die Forschung einbezogen werden, es sei denn, die Forschung ist für die Förderung der Gesundheit der Population, der sie angehören, erforderlich und kann nicht mit voll geschäftsfähigen Personen durchgeführt werden.

25. Wenn die nicht voll geschäftsfähige Person, wie beispielsweise ein minderjähriges Kind, fähig ist, seine Zustimmung zur Mitwirkung an einem Forschungsvorhaben zu erteilen, so muß neben der Einwilligung des gesetzlich ermächtigten Vertreters auch die Zustimmung des Minderjährigen eingeholt werden.

26. Forschung an Menschen, bei denen die Einwilligung, einschließlich der Einwilligung des ermächtigten Vertreters oder der vorherigen Einwilligung, nicht eingeholt werden kann, darf nur dann erfolgen, wenn der physische/geistige Zustand, der die Einholung der

Einwilligung nach Aufklärung verhindert, ein notwendiger charakteristischer Faktor für die Forschungspopulation ist. Die konkreten Gründe für die Einbeziehung von Versuchspersonen, deren Zustand die Einholung der Einwilligung nach Aufklärung nicht erlaubt, ist in dem Forschungsprotokoll festzuhalten und der Ethikkommission zur Prüfung und Genehmigung vorzulegen. In dem Protokoll ist festzuhalten, daß die Einwilligung zur weiteren Teilnahme an dem Forschungsvorhaben so bald wie möglich von der Versuchsperson oder dem gesetzlich ermächtigten Vertreter eingeholt werden muß.

27. Sowohl die Verfasser als auch die Herausgeber von Veröffentlichungen haben ethische Verpflichtungen. Der Forscher ist bei der Veröffentlichung der Forschungsergebnisse verpflichtet, die Ergebnisse genau wiederzugeben. Positive, aber auch negative Ergebnisse müssen veröffentlicht oder der Öffentlichkeit anderweitig zugänglich gemacht werden. In der Veröffentlichung müssen die Finanzierungsquellen, institutionelle Verbindungen und eventuelle Interessenkonflikte dargelegt werden. Berichte über Versuche, die nicht in Übereinstimmung mit den in dieser Deklaration niedergelegten Grundsätzen durchgeführt wurden, sollten nicht zur Veröffentlichung angenommen werden.

C Weitere Grundsätze für die medizinische Forschung in Verbindung mit ärztlicher Versorgung

28. Der Arzt darf medizinische Forschung mit der ärztlichen Betreuung nur soweit verbinden, als dies durch den möglichen prophylaktischen, diagnostischen oder therapeutischen Wert der Forschung gerechtfertigt ist. Wenn medizinische Forschung mit ärztlicher Versorgung verbunden ist, dann sind für den Schutz der Patienten, die gleichzeitig Versuchspersonen sind, zusätzliche Standards anzuwenden.

29. Vorteile, Risiken, Belastungen und die Effektivität eines neuen Verfahrens sind gegenüber denjenigen der

gegenwärtig besten prophylaktischen, diagnostischen und therapeutischen Methoden abzuwägen.
Dies schließt nicht die Verwendung von Placebos, oder die Nichtbehandlung, bei Versuchen aus, für die es kein erprobtes prophylaktisches, diagnostisches oder therapeutisches Verfahren gibt.

30. Am Ende des Versuchs sollten alle Patienten, die an dem Versuch teilgenommen haben, die sich in der Erprobung als am wirksamsten erwiesenen prophylaktischen, diagnostischen und therapeutischen Verfahren erhalten.

31. Der Arzt hat den Patienten ausführlich über die forschungsbezogenen Aspekte der Behandlung zu informieren. Die Weigerung eines Patienten, an einem Versuch teilzunehmen, darf niemals die Beziehung zwischen Patient und Arzt beeinträchtigen.

32. Bei der Behandlung eines Patienten, für die es keine erwiesene prophylaktische, diagnostische und therapeutische Methoden gibt oder diese keine Wirkung zeigten, muß der Arzt mit der Einwilligung des Patienten nach Aufklärung die Freiheit haben, nicht erprobte neue prophylaktische, diagnostische und therapeutische Maßnahmen anzuwenden, wenn sie nach dem Urteil des Arztes die Hoffnung bieten, das Leben des Patienten zu retten, seine Gesundheit wiederherzustellen oder seine Leiden zu lindern. Gegebenenfalls sollten diese Maßnahmen zur Evaluierung ihrer Sicherheit und Wirksamkeit zum Gegenstand von Forschungsvorhaben gemacht werden. In allen Fällen sollten neue Informationen aufgezeichnet und gegebenenfalls veröffentlicht werden. Die anderen relevanten Leitlinien dieser Deklaration sollten befolgt werden.

9.8 Auszüge aus dem Arzneimittelgesetz (Stand 2004)

Arzneimittelgesetz, 6. Abschnitt (Schutz des Menschen bei der klinischen Prüfung), §§ 29, 40 und 41, 42 und 42a (http://www.pei.de/downloads/amg.pdf).
Dieser Text gibt das Arzneimittelgesetz in der Fassung der Bekanntmachung vom 11. Dezember 1998 (BGBl. I S. 3586) unter Einarbeitung nachfolgender Änderungen, einschließlich des Zwölften Gesetzes zur Änderung des Arzneimittelgesetzes vom 30. Juli 2004 (BGBl. I S. 2031), in Kraft getreten am 06. August 2004, wieder.

§ 29 Anzeigepflicht, Neuzulassung

(1) Der Antragsteller hat der zuständigen Bundesoberbehörde unter Beifügung entsprechender Unterlagen unverzüglich Anzeige zu erstatten, wenn sich Änderungen in den Angaben und Unterlagen nach den §§ 22 bis 24 ergeben. ~~Er hat ferner der zuständigen Bundesoberbehörde unverzüglich, spätestens aber innerhalb von 15 Tagen nach Bekannt werden, jeden ihm bekannt gewordenen Verdachtsfall einer schwerwiegenden Nebenwirkung oder einer schwerwiegenden Wechselwirkung mit anderen Mitteln anzuzeigen sowie häufigen oder im Einzelfall in erheblichem Umfang beobachteten Mißbrauch, wenn durch ihn die Gesundheit von Mensch und Tier unmittelbar gefährdet werden kann. Er hat über Verdachtsfälle anderer als schwerwiegender Nebenwirkungen oder Wechselwirkungen mit anderen Mitteln, die ihm von einem Angehörigen eines Gesundheitsberufes zur Kenntnis gebracht werden, Aufzeichnungen zu führen. Sofern nicht durch Auflage anderes bestimmt ist, hat er diese Aufzeichnungen der zuständigen Bundesoberbehörde unverzüglich nach Aufforderung oder mindestens alle sechs Monate während der ersten beiden Jahre nach der Zulassung und einmal jährlich in den folgenden drei Jahren vorzulegen. Danach hat er die Unterlagen in Abständen von fünf Jahren zusammen mit dem Antrag auf Verlängerung der Zulassung oder unverzüglich nach Aufforderung vorzulegen. Der zuständigen Bundesoberbehörde sind alle zur Beurteilung von~~

~~Verdachtsfällen oder beobachteten Mißbrauchs vorliegenden Unterlagen sowie eine wissenschaftliche Bewertung vorzulegen. Die Verpflichtung nach den Sätzen 2 bis 5 hat nach Erteilung der Zulassung der pharmazeutische Unternehmer zu erfüllen; sie besteht unabhängig davon, ob sich das Arzneimittel noch im Verkehr befindet.~~

[Die Streichung der Sätze 2 bis 7 tritt gem. Art. 8 Abs. 2 Nr. 4 des 12. AMG-ÄndG in Kraft, wenn in den Mitgliedstaaten die Voraussetzungen für die elektronische Übermittlung der Meldungen gegeben sind und für die zuständigen Bundesoberbehörden Recherchemöglichkeiten in dem von der Europäischen Agentur für die Beurteilung von Arzneimitteln errichteten Datennetz bestehen; das Bundesministerium für Gesundheit und Soziale Sicherung gibt den Tag des Inkrafttretens im Bundesgesetzblatt bekannt.]

(2) Bei einer Änderung der Bezeichnung des Arzneimittels ist der Zulassungsbescheid entsprechend zu ändern. Das Arzneimittel darf unter der alten Bezeichnung vom pharmazeutischen Unternehmer noch ein Jahr, von den Groß- und Einzelhändlern noch zwei Jahre, beginnend mit dem auf die Bekanntmachung der Änderung im Bundesanzeiger folgenden 1. Januar oder 1. Juli, in den Verkehr gebracht werden.

(2a) Eine Änderung

1. der Angaben nach den §§ 10, 11 und 11a über die Dosierung, die Art oder die Dauer der Anwendung, die Anwendungsgebiete, soweit es sich nicht um die Zufügung einer oder Veränderung in eine Indikation handelt, die einem anderen Therapiegebiet zuzuordnen ist, eine Einschränkung der Gegenanzeigen, Nebenwirkungen oder Wechselwirkungen mit anderen Mitteln, soweit sie Arzneimittel betrifft, die vom Verkehr außerhalb der Apotheken ausgeschlossen sind,

2. der wirksamen Bestandteile, ausgenommen der arzneilich wirksamen Bestandteile,

3. in eine mit der zugelassenen vergleichbaren Darreichungsform,

3a. in der Behandlung mit ionisierenden Strahlen,

4. des Herstellungs- oder Prüfverfahrens oder die Angabe einer längeren Haltbarkeitsdauer bei Sera, Impfstoffen, Blutzubereitungen, Allergenen, Testsera und Testantigenen sowie eine Änderung gentechnologischer Herstellungsverfahren,

5. der Packungsgröße und

6. der Wartezeit eines zur Anwendung bei Tieren bestimmten Arzneimittels, wenn diese auf der Festlegung oder Änderung einer Rückstandshöchstmenge gemäß der Verordnung (EWG) Nr. 2377/ 90 beruht oder der die Wartezeit bedingende Bestandteil einer fixen Kombination nicht mehr im Arzneimittel enthalten ist.

darf erst vollzogen werden, wenn die zuständige Bundesoberbehörde zugestimmt hat. Die Zustimmung gilt als erteilt, wenn der Änderung nicht innerhalb einer Frist von drei Monaten widersprochen worden ist.

(3) Eine neue Zulassung ist in folgenden Fällen zu beantragen:

1. bei einer Änderung der Zusammensetzung der arzneilich wirksamen Bestandteile nach Art oder Menge,

2. bei einer Änderung der Darreichungsform, soweit es sich nicht um eine Änderung nach Absatz 2a Nr. 3 handelt,

3. bei einer Erweiterung der Anwendungsgebiete, soweit es sich nicht um eine Änderung nach Absatz 2a Nr. 1 handelt,

3a. bei der Einführung gentechnologischer Herstellungsverfahren und

4. (gestrichen)

5. bei einer Verkürzung der Wartezeit, soweit es sich nicht um eine Änderung nach Absatz 2a Satz 1 Nr. 6 handelt. Über die Zulassungspflicht nach Satz 1 entscheidet die zuständige Bundesoberbehörde.

(4) Die Absätze 1, 2, 2a und 3 finden keine Anwendung auf Arzneimittel, für die von der Kommission der Europäischen Gemeinschaften oder dem Rat der Europäischen Union eine Genehmigung für das Inverkehrbringen erteilt worden ist. Für diese Arzneimittel gelten die Verpflichtungen des pharmazeutischen Unternehmers nach der Verordnung (EWG) Nr. 2309/93 mit der Maßgabe, daß im Geltungsbereich des Gesetzes die Verpflichtung zur Mitteilung an die Mitgliedstaaten oder zur Unterrichtung der Mitgliedstaaten gegenüber der jeweils zuständigen Bundesoberbehörde besteht.

(5) Die Absätze 2a und 3 finden keine Anwendung, soweit für Arzneimittel die Verordnung (EG) Nr. 1084/ 2003 der Kommission vom 3. Juni 2003 über die Prüfung von Änderungen einer Zulassung für Human- und Tierarzneimittel, die von einer zuständigen Behörde eines Mitgliedstaates erteilt wurde (ABl. EU Nr. L 159 S. 1), Anwendung findet.

§ 40 Allgemeine Voraussetzungen der klinischen Prüfung

(1) Der Sponsor, der Prüfer und alle weiteren an der klinischen Prüfung beteiligten Personen haben bei der Durchführung der klinischen Prüfung eines Arzneimittels bei Menschen die Anforderungen der guten klinischen Praxis

nach Maßgabe des Artikels 1 Abs. 3 der Richtlinie 2001/20/ EG des Europäischen Parlaments und des Rates vom 4. April 2001 zur Angleichung der Rechts- und Verwaltungsvorschriften der Mitgliedstaaten über die Anwendung der guten klinischen Praxis bei der Durchführung von klinischen Prüfungen mit Humanarzneimitteln (ABl. EG Nr. L 121 S. 34) einzuhalten. Die klinische Prüfung eines Arzneimittels bei Menschen darf vom Sponsor nur begonnen werden, wenn die zuständige Ethik-Kommission diese nach Maßgabe des § 42 Abs. 1 zustimmend bewertet und die zuständige Bundesoberbehörde diese nach Maßgabe des § 42 Abs. 2 genehmigt hat. Die klinische Prüfung eines Arzneimittels darf bei Menschen nur durchgeführt werden, wenn und solange

1. ein Sponsor oder ein Vertreter des Sponsors vorhanden ist, der seinen Sitz in einem Mitgliedstaat der Europäischen Union oder in einem anderen Vertragsstaat des Abkommens über den Europäischen Wirtschafts raum hat,

2. die vorhersehbaren Risiken und Nachteile gegenüber dem Nutzen für die Person, bei der sie durchgeführt werden soll (betroffene Person), und der voraussichtlichen Bedeutung des Arzneimittels für die Heilkunde ärztlich vertretbar sind,

3. die betroffene Person

a) volljährig und in der Lage ist, Wesen, Bedeutung und Tragweite der klinischen Prüfung zu erkennen und ihren Willen hiernach auszurichten,
b) nach Absatz 2 Satz 1 aufgeklärt worden ist und schriftlich eingewilligt hat, soweit in Absatz 4 oder in § 41 nichts Abweichendes bestimmt ist und
c) nach Absatz 2a Satz 1 und 2 informiert worden ist und schriftlich eingewilligt hat; die Einwilligung muss sich ausdrücklich auch auf die Erhebung und Verarbeitung von Angaben über die Gesundheit beziehen,

4. die betroffene Person nicht auf gerichtliche oder behördliche Anordnung in einer Anstalt untergebracht ist,

5. sie in einer geeigneten Einrichtung von einem angemessen qualifizierten Prüfer verantwortlich durchgeführt wird und die Leitung von einem Prüfer, Hauptprüfer oder Leiter der klinischen Prüfung wahrgenommen wird, der eine mindestens zweijährige Erfahrung in der klinischen Prüfung von Arzneimitteln nachweisen kann,

6. eine dem jeweiligen Stand der wissenschaftlichen Erkenntnisse entsprechende pharmakologisch-toxikologische Prüfung des Arzneimittels durchgeführt worden ist,

7. jeder Prüfer durch einen für die pharmakologisch-toxikologische Prüfung verantwortlichen Wissenschaftler über deren Ergebnisse und die voraussichtlich mit der klinischen Prüfung verbundenen Risiken informiert worden ist,

8. für den Fall, dass bei der Durchführung der klinischen Prüfung ein Mensch getötet oder der Körper oder die Gesundheit eines Menschen verletzt wird, eine Versicherung nach Maßgabe des Absatzes 3 besteht, die auch Leistungen gewährt, wenn kein anderer für den Schaden haftet, und

9. für die medizinische Versorgung der betroffenen Person ein Arzt oder bei zahnmedizinischer Behandlung ein Zahnarzt verantwortlich ist.

(2) Die betroffene Person ist durch einen Prüfer, der Arzt oder bei zahnmedizinischer Prüfung Zahnarzt ist, über Wesen, Bedeutung, Risiken und Tragweite der klinischen Prüfung sowie über ihr Recht aufzuklären, die Teilnahme an der klinischen Prüfung jederzeit zu beenden; ihr ist eine

allgemein verständliche Aufklärungsunterlage auszuhändigen. Der betroffenen Person ist ferner Gelegenheit zu einem Beratungsgespräch mit einem Prüfer über die sonstigen Bedingungen der Durchführung der klinischen Prüfung zu geben. Eine nach Absatz 1 Satz 3 Nr. 3 Buchstabe b erklärte Einwilligung in die Teilnahme an einer klinischen Prüfung kann jederzeit gegenüber dem Prüfer schriftlich oder mündlich widerrufen werden, ohne dass der betroffenen Person dadurch Nachteile entstehen dürfen.

(2a) Die betroffene Person ist über Zweck und Umfang der Erhebung und Verwendung personenbezogener Daten, insbesondere von Gesundheitsdaten zu informieren. Sie ist insbesondere darüber zu informieren, dass

1. die erhobenen Daten soweit erforderlich

a) zur Einsichtnahme durch die Überwachungsbehörde oder Beauftragte des Sponsors zur Überprüfung der ordnungsgemäßen Durchführung der klinischen Prüfung bereitgehalten werden,

b) pseudonymisiert an den Sponsor oder eine von diesem beauftragte Stelle zum Zwecke der wissenschaftlichen Auswertung weitergegeben werden,

c) im Falle eines Antrags auf Zulassung pseudonymisiert an den Antragsteller und die für die Zulassung zuständige Behörde weitergegeben werden,

d) im Falle unerwünschter Ereignisse des zu prüfenden Arzneimittels pseudonymisiert an den Sponsor und die zuständige Bundesoberbehörde sowie von dieser an die Europäische Datenbank weitergegeben werden,

2. die Einwilligung nach Absatz 1 Satz 3 Nr. 3 Buchstabe c unwiderruflich ist,

3. im Falle eines Widerrufs der nach Absatz 1 Satz 3 Nr. 3 Buchstabe b erklärten Einwilligung die gespeicherten Daten weiterhin verwendet werden dürfen, soweit dies erforderlich ist, um

a) Wirkungen des zu prüfenden Arzneimittels festzustellen,

b) sicherzustellen, dass schutzwürdige Interessen der betroffenen Person nicht beeinträchtigt werden,

c) der Pflicht zur Vorlage vollständiger Zulassungsunterlagen zu genügen,

4. die Daten bei den genannten Stellen für die auf Grund des § 42 Abs. 3 bestimmten Fristen gespeichert werden.

Im Falle eines Widerrufs der nach Absatz 1 41 Satz 3 Nr. 3 Buchstabe b erklärten Einwilligung haben die verantwortlichen Stellen unverzüglich zu prüfen, inwieweit die gespeicherten Daten für die in Satz 1 Nr. 3 genannten Zwecke noch erforderlich sein können. Nicht mehr benötigte Daten sind unverzüglich zu löschen. Im Übrigen sind die erhobenen personenbezogenen Daten nach Ablauf der auf Grund des § 42 Abs. 3 bestimmten Fristen zu löschen, soweit nicht gesetzliche, satzungsmäßige oder vertragliche Aufbewahrungsfristen entgegenstehen.

(3) Die Versicherung nach Absatz 1 Satz 3 Nr. 8 muss zugunsten der von der klinischen Prüfung betroffenen Personen bei einem in einem Mitgliedstaat der Europäischen Union oder einem anderen Vertragsstaat des Abkommens über den Europäischen Wirtschaftsraum zum Geschäftsbetrieb zugelassenen Versicherer genommen werden. Ihr Umfang muss in einem angemessenen Verhältnis zu den mit der klinischen Prüfung verbundenen Risiken stehen und auf der Grundlage der Risikoabschätzung so festgelegt werden, dass für jeden Fall des Todes oder der dauernden Erwerbsunfähigkeit einer von der klinischen

Prüfung betroffenen Person mindestens 500 000 Euro zur Verfügung stehen. Soweit aus der Versicherung geleistet wird, erlischt ein Anspruch auf Schadensersatz.

(4) Auf eine klinische Prüfung bei Minderjährigen finden die Absätze 1 bis 3 mit folgender Maßgabe Anwendung:

1. Das Arzneimittel muss zum Erkennen oder zum Verhüten von Krankheiten bei Minderjährigen bestimmt und die Anwendung des Arzneimittels nach den Erkenntnissen der medizinischen Wissenschaft angezeigt sein, um bei dem Minderjährigen Krankheiten zu erkennen oder ihn vor Krankheiten zu schützen. Angezeigt ist das Arzneimittel, wenn seine Anwendung bei dem Minderjährigen medizinisch indiziert ist.

2. Die klinische Prüfung an Erwachsenen oder andere Forschungsmethoden dürfen nach den Erkenntnissen der medizinischen Wissenschaft keine ausreichenden Prüfergebnisse erwarten lassen.

3. Die Einwilligung wird durch den gesetzlichen Vertreter abgegeben, nachdem er entsprechend Absatz 2 aufgeklärt worden ist. Sie muss dem mutmaßlichen Willen des Minderjährigen entsprechen, soweit ein solcher feststellbar ist. Der Minderjährige ist vor Beginn der klinischen Prüfung von einem im Umgang mit Minderjährigen erfahrenen Prüfer über die Prüfung, die Risiken und den Nutzen aufzuklären, soweit dies im Hinblick auf sein Alter und seine geistige Reife möglich ist; erklärt der Minderjährige, nicht an der klinischen Prüfung teilnehmen zu wollen, oder bringt er dies in sonstiger Weise zum Ausdruck, so ist dies zu beachten. Ist der Minderjährige in der Lage, Wesen, Bedeutung und Tragweite der klinischen Prüfung zu erkennen und seinen Willen hiernach auszurichten, so ist auch seine Einwilligung erforderlich. Eine Gelegenheit zu einem Beratungsgespräch nach Absatz 2

Satz 2 ist neben dem gesetzlichen Vertreter auch dem Minderjährigen zu eröffnen.

4. Die klinische Prüfung darf nur durchgeführt werden, wenn sie für die betroffene Person mit möglichst wenig Belastungen und anderen vorhersehbaren Risiken verbunden ist; sowohl der Belastungsgrad als auch die Risikoschwelle müssen im Prüfplan eigens definiert und vom Prüfer ständig überprüft werden.

5. Vorteile mit Ausnahme einer angemessenen Entschädigung dürfen nicht gewährt werden.

(5) Der betroffenen Person, ihrem gesetzlichen Vertreter oder einem von ihr Bevollmächtigten steht eine zuständige Kontaktstelle zur Verfügung, bei der Informationen über alle Umstände, denen eine Bedeutung für die Durchführung einer klinischen Prüfung beizumessen ist, eingeholt werden können. Die Kontaktstelle ist bei der jeweils zuständigen Bundesoberbehörde einzurichten.

§ 41 Besondere Voraussetzungen der klinischen Prüfung

(1) Auf eine klinische Prüfung bei einer volljährigen Person, die an einer Krankheit leidet, zu deren Behandlung das zu prüfende Arzneimittel angewendet werden soll, findet § 40 Abs. 1 bis 3 mit folgender Maßgabe Anwendung:

1. Die Anwendung des zu prüfenden Arzneimittels muss nach den Erkenntnissen der medizinischen Wissenschaft angezeigt sein, um das Leben dieser Person zu retten, ihre Gesundheit wiederherzustellen oder ihr Leiden zu erleichtern, oder

2. sie muss für die Gruppe der Patienten, die an der gleichen Krankheit leiden wie diese Person, mit einem direkten Nutzen verbunden sein.
   Kann die Einwilligung wegen einer Notfallsituation nicht eingeholt werden, so darf eine Behandlung,

die ohne Aufschub erforderlich ist, um das Leben der betroffenen Person zu retten, ihre Gesundheit wiederherzustellen oder ihr Leiden zu erleichtern, umgehend erfolgen. Die Einwilligung zur weiteren Teilnahme ist einzuholen, sobald dies möglich und zumutbar ist.

(2) Auf eine klinische Prüfung bei einem Minderjährigen, der an einer Krankheit leidet, zu deren Behandlung das zu prüfende Arzneimittel angewendet werden soll, findet § 40 Abs. 1 bis 4 mit folgender Maßgabe Anwendung:

1. Die Anwendung des zu prüfenden Arzneimittels muss nach den Erkenntnissen der medizinischen Wissenschaft angezeigt sein, um das Leben der betroffenen Person zu retten, ihre Gesundheit wiederherzustellen oder ihr Leiden zu erleichtern, oder

2.a) die klinische Prüfung muss für die Gruppe der Patienten, die an der gleichen Krankheit leiden wie die betroffene Person, mit einem direkten Nutzen verbunden sein,

2.b) die Forschung muss für die Bestätigung von Daten, die bei klinischen Prüfungen an anderen Personen oder mittels anderer Forschungsmethoden gewonnen wurden, unbedingt erforderlich sein,

2.c) die Forschung muss sich auf einen klinischen Zustand beziehen, unter dem der betroffene Minderjährige leidet und

2.d) die Forschung darf für die betroffene Person nur mit einem minimalen Risiko und einer minimalen Belastung verbunden sein; die Forschung weist nur ein minimales Risiko auf, wenn nach Art und Umfang der Intervention zu erwarten ist, dass sie allenfalls zu einer sehr geringfügigen und vorübergehenden Beeinträchtigung der Gesundheit der betroffenen Person

führen wird; sie weist eine minimale Belastung auf, wenn zu erwarten ist, dass die Unannehmlichkeiten für die betroffene Person allenfalls vorübergehend auftreten und sehr geringfügig sein werden.
Satz 1 Nr. 2 gilt nicht für Minderjährige, für die nach Erreichen der Volljährigkeit Absatz 3 Anwendung finden würde.

(3) Auf eine klinische Prüfung bei einer volljährigen Person, die nicht in der Lage ist, Wesen, Bedeutung und Tragweite der klinischen Prüfung zu erkennen und ihren Willen hiernach auszurichten und die an einer Krankheit leidet, zu deren Behandlung das zu prüfende Arzneimittel angewendet werden soll, findet § 40 Abs. 1 bis 3 mit folgender Maßgabe Anwendung:

1. Die Anwendung des zu prüfenden Arzneimittels muss nach den Erkenntnissen der medizinischen Wissenschaft angezeigt sein, um das Leben der betroffenen Person zu retten, ihre Gesundheit wiederherzustellen oder ihr Leiden zu erleichtern; außerdem müssen sich derartige Forschungen unmittelbar auf einen lebensbedrohlichen oder sehr geschwächten klinischen Zustand beziehen, in dem sich die betroffene Person befindet, und die klinische Prüfung muss für die betroffene Person mit möglichst wenig Belastungen und anderen vorhersehbaren Risiken verbunden sein; sowohl der Belastungsgrad als auch die Risikoschwelle müssen im Prüfplan eigens definiert und vom Prüfer ständig überprüft werden. Die klinische Prüfung darf nur durchgeführt werden, wenn die begründete Erwartung besteht, dass der Nutzen der Anwendung des Prüfpräparates für die betroffene Person die Risiken überwiegt oder keine Risiken mit sich bringt.

2. Die Einwilligung wird durch den gesetzlichen Vertreter oder Bevollmächtigten abgegeben, nachdem er entsprechend § 40 Abs. 2 aufgeklärt worden ist. § 40 Abs. 4 Nr. 3 Satz 2, 3 und 5 gilt entsprechend.

3. Die Forschung muss für die Bestätigung von Daten, die bei klinischen Prüfungen an zur Einwilligung nach Aufklärung fähigen Personen oder mittels anderer Forschungsmethoden gewonnen wurden, unbedingt erforderlich sein. § 40 Abs. 4 Nr. 2 gilt entsprechend.

4. Vorteile mit Ausnahme einer angemessenen Entschädigung dürfen nicht gewährt werden.

§ 42 Verfahren bei der Ethik-Kommission, Genehmigungsverfahren bei der Bundesoberbehörde

(1) Die nach § 40 Abs. 1 Satz 2 erforderliche zustimmende Bewertung der Ethik-Kommission ist vom Sponsor bei der nach Landesrecht für den Prüfer zuständigen unabhängigen interdisziplinär besetzten Ethik-Kommission zu beantragen. Wird die klinische Prüfung von mehreren Prüfern durchgeführt, so ist der Antrag bei der für den Hauptprüfer oder Leiter der klinischen Prüfung zuständigen unabhängigen Ethik-Kommission zu stellen.
Das Nähere zur Bildung, Zusammensetzung und Finanzierung der Ethik-Kommission wird durch Landesrecht bestimmt. Der Sponsor hat der Ethik-Kommission alle Angaben und Unterlagen vorzulegen, die diese zur Bewertung benötigt. Zur Bewertung der Unterlagen kann die Ethik-Kommission eigene wissenschaftliche Erkenntnisse verwerten, Sachverständige beiziehen oder Gutachten anfordern. Sie hat Sachverständige beizuziehen oder Gutachten anzufordern, wenn es sich um eine klinische Prüfung bei Minderjährigen handelt und sie nicht über eigene Fachkenntnisse auf dem Gebiet der Kinderheilkunde, einschließlich ethischer und psychosozialer Fragen der Kinderheilkunde, verfügt oder wenn es sich um eine klinische Prüfung von xenogenen Zelltherapeutika oder Gentransfer-Arzneimitteln handelt. Die zustimmende Bewertung darf nur versagt werden, wenn

1. die vorgelegten Unterlagen auch nach Ablauf einer dem Sponsor gesetzten angemessenen Frist zur Ergänzung unvollständig sind,

2. die vorgelegten Unterlagen einschließlich des Prüfplans, der Prüferinformation und der Modalitäten für die Auswahl der Prüfungsteilnehmer nicht dem Stand der wissenschaftlichen Erkenntnisse entsprechen, insbesondere die klinische Prüfung ungeeignet ist, den Nachweis der Unbedenklichkeit oder Wirksamkeit eines Arzneimittels einschließlich einer unterschiedlichen Wirkungsweise bei Frauen und Männern zu erbringen, oder

3. die in § 40 Abs. 1 Satz 3 Nr. 2 bis 9, Abs. 4 und § 41 geregelten Anforderungen nicht erfüllt sind.
   Das Nähere wird in der Rechtsverordnung nach Absatz 3 bestimmt. Die Ethik-Kommission hat eine Entscheidung über den Antrag nach Satz 1 innerhalb einer Frist von höchstens 60 Tagen nach Eingang der erforderlichen Unterlagen zu übermitteln, die nach Maßgabe der Rechtsverordnung nach Absatz 3 verlängert oder verkürzt werden kann; für die Prüfung xenogener Zelltherapeutika gibt es keine zeitliche Begrenzung für den Genehmigungszeitraum.

(2) Die nach § 40 Abs. 1 Satz 2 erforderliche Genehmigung der zuständigen Bundesoberbehörde ist vom Sponsor bei der zuständigen Bundesoberbehörde zu beantragen. Der Sponsor hat dabei alle Angaben und Unterlagen vorzulegen, die diese zur Bewertung benötigt, insbesondere die Ergebnisse der analytischen und der pharmakologisch-toxikologischen Prüfung sowie den Prüfplan und die klinischen Angaben zum Arzneimittel einschließlich der Prüferinformation. Die Genehmigung darf nur versagt werden, wenn

1. die vorgelegten Unterlagen auch nach Ablauf einer dem Sponsor gesetzten angemessenen Frist zur Ergänzung unvollständig sind,

2. die vorgelegten Unterlagen, insbesondere die Angaben zum Arzneimittel und der Prüfplan einschließlich der

Prüferinformation nicht dem Stand der wissenschaftlichen Erkenntnisse entsprechen, insbesondere die klinische Prüfung ungeeignet ist, den Nachweis der Unbedenklichkeit oder Wirksamkeit eines Arzneimittels einschließlich einer unterschiedlichen Wirkungsweise bei Frauen und Männern zu erbringen, oder

3. die in § 40 Abs. 1 Satz 3 Nr. 1, 2 und 6, bei xenogenen Zelltherapeutika auch die in Nummer 8 geregelten Anforderungen insbesondere im Hinblick auf eine Versicherung von Drittrisiken nicht erfüllt sind.
   Die Genehmigung gilt als erteilt, wenn die zuständige Bundesoberbehörde dem Sponsor innerhalb von höchstens 30 Tagen nach Eingang der Antragsunterlagen keine mit Gründen versehenen Einwände übermittelt. Wenn der Sponsor auf mit Gründen versehene Einwände den Antrag nicht innerhalb einer Frist von höchstens 90 Tagen entsprechend abgeändert hat, gilt der Antrag als abgelehnt. Das Nähere wird in der Rechtsverordnung nach Absatz 3 bestimmt.
   Abweichend von Satz 4 darf die klinische Prüfung von Arzneimitteln,

1. die unter Teil A des Anhangs der Verordnung (EWG) Nr. 2309/ 93 fallen,

2. die somatische Zelltherapeutika, xenogene Zelltherapeutika, Gentransfer-Arzneimittel sind,

3. die genetisch veränderte Organismen enthalten oder

4. deren Wirkstoff ein biologisches Produkt menschlichen oder tierischen Ursprungs ist oder biologische Bestandteile menschlichen oder tierischen Ursprungs enthält oder zu seiner Herstellung derartige Bestandteile erfordert, nur begonnen werden, wenn die zuständige Bundesoberbehörde dem Sponsor eine schriftliche Genehmigung erteilt hat. Die zuständige Bundesoberbehörde hat eine Entscheidung über den Antrag auf

Genehmigung von Arzneimitteln nach Satz 7 Nr. 2 bis 4 innerhalb einer Frist von höchstens 60 Tagen nach Eingang der in Satz 2 genannten erforderlichen Unterlagen zu treffen, die nach Maßgabe einer Rechtsverordnung nach Absatz 3 verlängert oder verkürzt werden kann; für die Prüfung xenogener Zelltherapeutika gibt es keine zeitliche Begrenzung für den Genehmigungszeitraum.

(2a) Die für die Genehmigung einer klinischen Prüfung nach Absatz 2 zuständige Bundesoberbehörde unterrichtet die nach Absatz 1 zuständige Ethik-Kommission, sofern ihr Informationen zu anderen klinischen Prüfungen vorliegen, die für die Bewertung der von der Ethik-Kommission begutachteten Prüfung von Bedeutung sind; dies gilt insbesondere für Informationen über abgebrochene oder sonst vorzeitig beendete Prüfungen. Dabei unterbleibt die Übermittlung personenbezogener Daten, ferner sind Betriebs- und Geschäftsgeheimnisse dabei zu wahren.

(3) Das Bundesministerium wird ermächtigt, durch Rechtsverordnung mit Zustimmung des Bundesrates Regelungen zur Gewährleistung der ordnungsgemäßen Durchführung der klinischen Prüfung und der Erzielung dem wissenschaftlichen Erkenntnisstand entsprechender Unterlagen zu treffen. In der Rechtsverordnung können insbesondere Regelungen getroffen werden über:

1. die Aufgaben und Verantwortungsbereiche des Sponsors, der Prüfer oder anderer Personen, die die klinische Prüfung durchführen oder kontrollieren einschließlich von Anzeige-, Dokumentations- und Berichtspflichten insbesondere über Nebenwirkungen und sonstige unerwünschte Ereignisse, die während der Studie auftreten und die Sicherheit der Studienteilnehmer oder die Durchführung der Studie beeinträchtigen könnten,

2. die Aufgaben der und das Verfahren bei Ethik-Kommissionen einschließlich der einzureichenden Unterlagen, auch mit Angaben zur angemessenen Beteiligung von Frauen und Männern als Prüfungsteilnehmerinnen und Prüfungsteilnehmer, der Unterbrechung oder Verlängerung oder Verkürzung der Bearbeitungsfrist und der besonderen Anforderungen an die Ethik-Kommissionen bei klinischen Prüfungen nach § 40 Abs. 4 und § 41 Abs. 2 und 3,

3. die Aufgaben der zuständigen Behörden und das behördliche Genehmigungsverfahren einschließlich der einzureichenden Unterlagen, auch mit Angaben zur angemessenen Beteiligung von Frauen und Männern als Prüfungsteilnehmerinnen und Prüfungsteilnehmer, und der Unterbrechung oder Verlängerung oder Verkürzung der Bearbeitungsfrist, das Verfahren zur Überprüfung von Unterlagen in Betrieben und Einrichtungen sowie die Voraussetzungen und das Verfahren für Rücknahme, Widerruf und Ruhen der Genehmigung oder Untersagung einer klinischen Prüfung,

4. die Anforderungen an das Führen und Aufbewahren von Nachweisen,

5. die Übermittlung von Namen und Sitz des Sponsors und des verantwortlichen Prüfers und nicht personenbezogener Angaben zur klinischen Prüfung von der zuständigen Behörde an eine europäische Datenbank und

6. die Befugnisse zur Erhebung und Verwendung personenbezogener Daten, soweit diese für die Durchführung und Überwachung der klinischen Prüfung erforderlich sind; dies gilt auch für die Verarbeitung von Daten, die nicht in Dateien verarbeitet oder genutzt werden; ferner kann die Weiterleitung von Unterlagen und Ausfertigungen der Entscheidungen an die zuständigen Behörden und die für die Prüfer zuständigen

Ethik-Kommissionen bestimmt sowie vorgeschrieben werden, dass Unterlagen in mehrfacher Ausfertigung sowie auf elektronischen oder optischen Speichermedien eingereicht werden. In der Rechtsverordnung sind für zugelassene Arzneimittel Ausnahmen entsprechend der Richtlinie 2001/ 20/ EG vorzusehen.

§ 42a Rücknahme, Widerruf und Ruhen der Genehmigung

(1) Die Genehmigung ist zurückzunehmen, wenn bekannt wird, dass ein Versagungsgrund nach § 42 Abs. 2 Satz 3 Nr. 1, Nr. 2 oder Nr. 3 bei der Erteilung vorgelegen hat; sie ist zu widerrufen, wenn nachträglich Tatsachen eintreten, die die Versagung nach § 42 Abs. 2 Satz 3 Nr. 2 oder Nr. 3 rechtfertigen würden. In den Fällen des Satzes 1 kann auch das Ruhen der Genehmigung befristet angeordnet werden.

(2) Die zuständige Bundesoberbehörde kann die Genehmigung widerrufen, wenn die Gegebenheiten der klinischen Prüfung nicht mit den Angaben im Genehmigungsantrag übereinstimmen oder wenn Tatsachen Anlass zu Zweifeln an der Unbedenklichkeit oder der wissenschaftlichen Grundlage der klinischen Prüfung geben. In diesem Fall kann auch das Ruhen der Genehmigung befristet angeordnet werden. Die zuständige Bundesoberbehörde unterrichtet unter Angabe der Gründe unverzüglich die anderen für die Überwachung zuständigen Behörden und Ethik-Kommissionen sowie die Kommission der Europäischen Gemeinschaften und die Europäische Agentur für die Beurteilung von Arzneimitteln.

(3) Vor einer Entscheidung nach den Absätzen 1 und 2 ist dem Sponsor Gelegenheit zur Stellungnahme innerhalb einer Frist von einer Woche zu geben. § 28 Abs. 2 Nr. 1 des Verwaltungsverfahrensgesetzes gilt entsprechend. Ordnet die zuständige Bundesoberbehörde die sofortige Unterbrechung der Prüfung an, so übermittelt sie diese Anordnung unverzüglich dem Sponsor. Widerspruch und Anfechtungsklage gegen den Widerruf, die Rücknahme oder die

Anordnung des Ruhens der Genehmigung sowie gegen Anordnungen nach Absatz 5 haben keine aufschiebende Wirkung.

(4) Ist die Genehmigung einer klinischen Prüfung zurückgenommen oder widerrufen oder ruht sie, so darf die klinische Prüfung nicht fortgesetzt werden.

(5) Wenn der zuständigen Bundesoberbehörde im Rahmen ihrer Tätigkeit Tatsachen bekannt werden, die die Annahme rechtfertigen, dass der Sponsor, ein Prüfer oder ein anderer Beteiligter seine Verpflichtungen im Rahmen der ordnungsgemäßen Durchführung der klinischen Prüfung nicht mehr erfüllt, informiert die zuständige Bundesoberbehörde die betreffende Person unverzüglich und ordnet die von dieser Person durchzuführenden Abhilfemaßnahmen an; betrifft die Maßnahme nicht den Sponsor, so ist dieser von der Anordnung zu unterrichten. Maßnahmen der zuständigen Überwachungsbehörde gemäß § 69 bleiben davon unberührt.

Zehnter Unterabschnitt Übergangsvorschriften aus Anlass des Zwölften Gesetzes zur Änderung des Arzneimittelgesetzes

§ 138

(1) Für die Herstellung und Einfuhr von Wirkstoffen, die mikrobieller Herkunft sind, sowie von anderen zur Arzneimittelherstellung bestimmten Stoffen menschlicher Herkunft, die gewerbs- oder berufsmäßig zum Zwecke der Abgabe an andere hergestellt oder in den Geltungsbereich dieses Gesetzes verbracht werden, finden die §§ 13, 72 und 72a in der bis zum 5. August 2004 geltenden Fassung bis zum 1. September 2005 Anwendung, es sei denn, es handelt sich um zur Arzneimittelherstellung bestimmtes Blut und Blutbestandteile menschlicher Herkunft.

(2) Wer am 5. August 2004 befugt ist, die Tätigkeit des Herstellungs- oder Kontrollleiters auszuüben, darf diese Tätigkeit abweichend von § 15 Abs. 1 weiter ausüben.

(3) Für klinische Prüfungen von Arzneimitteln bei Menschen, für die vor dem 6. August 2004 die nach § 40 Abs. 1 Satz 2 in der bis zum 6. August 2004 geltenden Fassung erforderlichen Unterlagen der für den Leiter der klinischen Prüfung zuständigen Ethik-Kommission vorgelegt worden sind, finden die §§ 40 bis 42, 96 Nr. 10 und § 97 Abs. 2 Nr. 9 in der bis zum 6. August 2004 geltenden Fassung Anwendung.

(4) Wer die Tätigkeit des Großhandels mit Arzneimitteln am 6. August 2004 befugt ausübt und bis zum 1. Dezember 2004 nach § 52a Abs. 1 einen Antrag auf Erteilung einer Erlaubnis zum Betrieb eines Großhandels mit Arzneimitteln gestellt hat, darf abweichend von § 52a Abs. 1 bis zur Entscheidung über den gestellten Antrag die Tätigkeit des Großhandels mit Arzneimitteln ausüben; § 52a Abs. 3 Satz 2 bis 3 findet keine Anwendung.

(5) Eine amtliche Anerkennung, die auf Grund der Rechtsverordnung nach § 54 Abs. 2a für den Großhandel mit zur Anwendung bei Tieren bestimmten Arzneimitteln erteilt wurde, gilt als Erlaubnis im Sinne des § 52a für den Großhandel mit zur Anwendung bei Tieren bestimmten Arzneimitteln. Der Inhaber der Anerkennung hat bis zum 1. März 2005 der zuständigen Behörde dem § 52a Abs. 2 entsprechende Unterlagen und Erklärungen vorzulegen.

(6) Wer andere Stoffe als Wirkstoffe, die menschlicher oder tierischer Herkunft sind oder auf gentechnischem Wege hergestellt werden, am 6. August 2004 befugt ohne Einfuhrerlaubnis nach § 72 in den Geltungsbereich dieses Gesetzes verbracht hat, darf diese Tätigkeit bis zum 1. September 2005 weiter ausüben.

9.9 Verordnung über die Anwendung der Guten Klinischen Praxis bei der Durchführung von klinischen Prüfungen mit Arzneimitteln zur Anwendung am Menschen (GCP-Verordnung – GCP-V) 9. August 2004

Bundesgesetzblatt Jahrgang 2004 Teil I Nr. 42, ausgegeben zu Bonn am 12. August 2004

Allgemeine Vorschriften

§ 1
Zweck der Verordnung
(1) Zweck dieser Verordnung ist, die Einhaltung der Guten Klinischen Praxis bei der Planung, Durchführung und Dokumentation klinischer Prüfungen am Menschen und der Berichterstattung darüber sicherzustellen. Damit wird gewährleistet, dass die Rechte, die Sicherheit und das Wohlergehen der betroffenen Person geschützt werden und die Ergebnisse der klinischen Prüfung glaubwürdig sind.

(2) Bei klinischen Prüfungen mit Arzneimitteln, die aus einem gentechnisch veränderten Organismus oder einer Kombination von gentechnisch veränderten Organismen bestehen oder solche enthalten, bezweckt diese Verordnung darüber hinaus den Schutz der Gesundheit nicht betroffener Personen und der Umwelt in ihrem Wirkungsgefüge.

§ 2
Anwendungsbereich
Die Verordnung regelt die Aufgaben, Verantwortungsbereiche und Verfahren hinsichtlich der Planung, Genehmigung, Durchführung und Überwachung von klinischen Prüfungen am Menschen nach § 4 Abs. 23

des Arzneimittelgesetzes einschließlich Bioverfügbarkeits- und Bioäquivalenzstudien sowie hinsichtlich ihrer Dokumentation und der Berichterstattung über diese klinischen Prüfungen. Sie regelt außerdem den Schutz der Gesundheit nicht betroffener Personen und umweltbezogene Anforderungen bei klinischen Prüfungen mit Arzneimitteln, die aus einem gentechnisch veränderten Organismus oder einer Kombination von gentechnisch veränderten Organismen bestehen oder solche enthalten.

§ 3

Begriffsbestimmungen

(1) Multizentrische klinische Prüfung ist eine nach einem einzigen Prüfplan durchgeführte klinische Prüfung, die in mehr als einer Prüfstelle erfolgt und daher von mehr als einem Prüfer vorgenommen wird, wobei sich die weiteren Prüfstellen auch in anderen Mitgliedstaaten der Europäischen Union oder in Ländern befinden können, die nicht Mitgliedstaaten der Europäischen Union sind.

(2) Prüfplan ist die Beschreibung der Zielsetzung, Planung, Methodik, statistischen Erwägungen und Organisation einer klinischen Prüfung. Der Begriff schließt nachfolgende Fassungen und Änderungen des Prüfplans ein.

(2a) Betroffene Person ist ein Prüfungsteilnehmer oder eine Prüfungsteilnehmerin, die entweder als Empfänger des Prüfpräparates oder als Mitglied einer Kontrollgruppe an einer klinischen Prüfung teilnimmt.

(2b) Einwilligung nach Aufklärung ist die Entscheidung über die Teilnahme an einer klinischen Prüfung, die in Schriftform abgefasst, datiert und unterschrieben werden muss und nach ordnungsgemäßer Unterrichtung über Wesen, Bedeutung, Tragweite und Risiken der Prüfung und nach Erhalt einer entsprechenden Dokumentation freiwillig von einer Person, die ihre Einwilligung geben kann oder aber, wenn die Person hierzu nicht in der Lage ist, von ihrem gesetzlichen Vertreter getroffen wird. Kann die betreffende Person nicht schreiben, so kann in Ausnahmefällen eine mündliche Einwilligung in Anwesenheit von mindestens einem Zeugen erteilt werden.

(2c) Ethik-Kommission ist ein unabhängiges Gremium aus im Gesundheitswesen und in nichtmedizinischen Bereichen tätigen Personen, dessen Aufgabe es ist, den Schutz der Rechte, die Sicherheit und das Wohlergehen von betroffenen Personen im Sinne des Absatzes 2a zu sichern und diesbezüglich Vertrauen der Öffentlichkeit zu schaffen, indem es unter anderem zu dem Prüfplan, der Eignung der Prüfer und der Angemessenheit der Einrichtungen sowie zu den Methoden, die zur Unterrichtung der betroffenen Personen und zur Erlangung ihrer Einwilligung nach Aufklärung benutzt werden und zu dem dabei verwendeten Informationsmaterial Stellung nimmt.

(3) Prüfpräparate sind Darreichungsformen von Wirkstoffen oder Placebos, die in einer klinischen Prüfung am Menschen getestet oder als Vergleichspräparate verwendet oder zum Erzeugen bestimmter Reaktionen am Menschen eingesetzt werden. Hierzu gehören Arzneimittel, die nicht zugelassen sind, und zugelassene Arzneimittel, wenn diese im Rahmen einer klinischen Prüfung am Menschen in einer anderen als der zugelassenen Darreichungsform oder für ein nicht zugelassenes Anwendungsgebiet oder zum Erhalt zusätzlicher Informationen über das zugelassene Arzneimittel eingesetzt werden.

(4) Prüferinformation ist die Zusammenstellung der für die klinische Prüfung am Menschen relevanten klinischen und nichtklinischen Daten über die in der klinischen Prüfung verwendeten Prüfpräparate.

(5) Inspektion ist die von der zuständigen Behörde oder Bundesoberbehörde durchgeführte Überprüfung von Räumlichkeiten, Ausrüstungen, Unterlagen, Aufzeichnungen, Qualitätssicherungssystemen und sonstigen nach Beurteilung der Behörde relevanten Ressourcen, die sich

in der Prüfstelle, den Einrichtungen des Sponsors oder des Auftragsforschungsinstituts, den Laboratorien, den Herstellungsstätten von Prüfpräparaten oder in sonstigen Einrichtungen befinden. Sie dient dem Ziel, die Einhaltung der Regeln der Guten Klinischen Praxis (GCP), der Guten Herstellungspraxis (GMP) oder die Übereinstimmung mit den Angaben der Antragsunterlagen zu überprüfen.

(6) Unerwünschtes Ereignis ist jedes nachteilige Vorkommnis, das einer betroffenen Person widerfährt, der ein Prüfpräparat verabreicht wurde, und das nicht notwendigerweise in ursächlichem Zusammenhang mit dieser Behandlung steht.

(7) Nebenwirkung ist jede nachteilige und unbeabsichtigte Reaktion auf ein Prüfpräparat, unabhängig von dessen Dosierung.

(8) Schwerwiegendes unerwünschtes Ereignis oder schwerwiegende Nebenwirkung ist jedes unerwünschte Ereignis oder jede Nebenwirkung, das oder die tödlich oder lebensbedrohend ist, eine stationäre Behandlung oder deren Verlängerung erforderlich macht oder zu bleibender oder schwerwiegender Behinderung oder Invalidität führt oder eine kongenitale Anomalie oder einen Geburtsfehler zur Folge hat.

(9) Unerwartete Nebenwirkung ist eine Nebenwirkung, die nach Art oder Schweregrad nicht mit der vorliegenden Information über das Prüfpräparat übereinstimmt.

(10) Verblindung ist das bewusste Vorenthalten der Information über die Identität eines Prüfpräparates in Übereinstimmung mit den Angaben des Prüfplanes.

(11) Entblindung ist die Offenlegung der Identität eines verblindeten Prüfpräparates.

§ 4
Herstellung und Einfuhr
(1) Die Herstellung, die Freigabe sowie die Einfuhr von Prüfpräparaten regelt die Betriebsverordnung für Pharmazeutische Unternehmer vom 8. März 1985 (BGBl. I S. 546) in der jeweils geltenden Fassung. Für die Kennzeichnung von Prüfpräparaten gilt § 5.

(2) Der Sponsor muss sicherstellen, dass die Herstellung und Prüfung des Prüfpräparates den Angaben des bei der zuständigen Bundesoberbehörde nach § 7 Abs. 4 Nr. 1 eingereichten Dossiers zum Prüfpräparat entspricht und die Herstellungsbetriebe und Prüflaboratorien für diese Tätigkeiten geeignet sowie zu deren Ausübung berechtigt sind. Bei Verwendung zugelassener Arzneimittel im Sinne des § 5 Abs. 8 gelten die Anforderungen als erfüllt, soweit der Sponsor bis auf die Kennzeichnung keine weiteren Herstellungsvorgänge unternimmt.

§ 5
Kennzeichnung von Prüfpräparaten
(1) Bei Prüfpräparaten muss die Kennzeichnung den Schutz der betroffenen Personen und die Rückverfolgbarkeit sicherstellen, die Identifizierung des Arzneimittels und der Prüfung ermöglichen und eine ordnungsgemäße Verwendung des Arzneimittels gewährleisten.

(2) Prüfpräparate dürfen außer in den Fällen nach den Absätzen 3 bis 5 oder in sonstigen begründeten Fällen nur in den Verkehr gebracht werden, wenn auf den Behältnissen und, soweit verwendet, auf den äußeren Umhüllungen in gut lesbarer Schrift, allgemein verständlich in deutscher Sprache und auf dauerhafte Weise angegeben sind:

1. Name oder Firma und Anschrift des Sponsors und die seines Auftragnehmers (CRO), soweit er nicht selbst Sponsor ist,

2. Telefonnummer des Sponsors und die seines Auftragnehmers (CRO), soweit er nicht selbst Sponsor ist, sofern die Telefonnummern nicht in einem Begleitdokument aufgeführt sind, das der betroffenen Person auszuhändigen ist,

3. Bezeichnung und Stärke des Prüfpräparates,

4. Chargenbezeichnung mit der Abkürzung »Ch.-B.« oder Code-Nummer der Prüfung,

5. Darreichungsform,

6. Inhalt nach Gewicht, Volumen oder Stückzahl,

7. Art der Anwendung,

8. Dosierungsanleitung mit Einzel- oder Tagesgaben oder diesbezüglicher Verweis auf ein Begleitdokument oder die Anweisung eines Prüfarztes,

9. Dauer der Verwendbarkeit (Verfalldatum mit dem Hinweis »verwendbar bis« oder soweit die Art des Prüfpräparates dies erlaubt, Datum der Nachtestung) unter Angabe von Monat und Jahr,

10. Prüfplancode, der die Identifizierung der klinischen Prüfung, der Prüfstelle, des Prüfers und des Sponsors ermöglicht, sofern nicht in einem Begleitdokument enthalten, das der betroffenen Person ausgehändigt werden kann,

11. von der europäischen Datenbank vergebene EudraCT-Nummer, sofern diese nicht in einem Begleitdokument enthalten ist,

12. Identifizierungscode der betroffenen Person, und, sofern erforderlich, Kennzeichnung der Einnahmesequenz, sofern nicht in einem Begleitdokument

enthalten, das der betroffenen Person ausgehändigt werden kann,

13. Hinweis, dass das Arzneimittel zur klinischen Prüfung bestimmt ist,

14. Aufbewahrungs- oder Lagerungshinweise, sofern dies in der Genehmigung für die klinische Prüfung vorgesehen ist,

15. Hinweis, dass das Prüfpräparat unzugänglich für Kinder aufbewahrt werden soll, sofern das Prüfpräparat dazu bestimmt ist, der betroffenen Person ausgehändigt zu werden,

16. besondere Vorsichtsmaßnahmen für die Beseitigung von nicht verwendeten Prüfpräparaten oder sonstige besondere Vorsichtsmaßnahmen, um Gefahren für die Gesundheit nicht betroffener Personen und die Umwelt zu vermeiden, oder Angaben für die Rückgabe.
    Wenn Behältnis und äußere Umhüllung fest verbunden sind, ist die Kennzeichnung auf der äußeren Umhüllung ausreichend. Die Angabe nach Satz 1 Nr. 3 kann im Fall einer Verblindung der Prüfpräparate entfallen oder auf geeignete Weise verschlüsselt werden.

(3) Sofern Behältnis und äußere Umhüllung des Prüfpräparates dauernd zusammengehalten werden sollen und die äußere Umhüllung die unter Absatz 2 Satz 1 aufgeführten Angaben aufweist, muss das Behältnis mindestens die Angaben nach Absatz 2 Satz 1 Nr. 1, 3, 4, 5, 6, 7, 10 und 12 aufweisen, die Angabe nach Absatz 2 Satz 1 Nr. 7 kann bei festen oralen Darreichungsformen entfallen. Absatz 2 Satz 3 gilt entsprechend.

(4) Durchdrückpackungen sind mit den Angaben nach Absatz 2 Nr. 1, 3, 4, 7, 10 und 12 zu versehen, die Angabe nach Absatz 2 Satz 1 Nr. 7 kann bei festen oralen Darreichungsformen entfallen. Absatz 2 Satz 3 gilt entsprechend.

(5) Bei Behältnissen von nicht mehr als zehn Milliliter Volumen und bei Ampullen brauchen die Angaben nach Absatz 2 nur auf den äußeren Umhüllungen gemacht zu werden, jedoch müssen sich auf den Behältnissen und den Ampullen mindestens die Angaben nach Absatz 2 Satz 1 Nr. 1, 3, 4, 7, 10 und 12 befinden. Absatz 2 Satz 3 gilt entsprechend.

(6) Angaben nach Absatz 2, die zusätzlich in einer anderen Sprache wiedergegeben werden, müssen in beiden Sprachversionen inhaltsgleich sein. Weitere Angaben sind zulässig, sofern sie mit der Verwendung des Prüfpräparates in Zusammenhang stehen, für die gesundheitliche Aufklärung wichtig sind und den Angaben nach Absatz 2 nicht widersprechen.

(7) Wenn die Dauer der Verwendbarkeit nachträglich verlängert werden soll, ist ein zusätzliches Etikett auf dem Behältnis und, soweit verwendet, auf der äußeren Umhüllung anzubringen, dass das neue Verfalldatum oder das Datum der Nachtestung sowie die Chargenbezeichnung aufweist. Mit dem Etikett kann das frühere Datum, nicht aber die bereits vorhandene Chargenbezeichnung überdeckt werden.

(8) Bei Prüfpräparaten, die durch die zuständige Bundesoberbehörde zugelassene Arzneimittel sind oder für die die Kommission der Europäischen Gemeinschaften oder der Rat der Europäischen Union eine Genehmigung für das Inverkehrbringen gemäß Artikel 3 Abs. 1 oder 2 der Verordnung (EG) Nr. 726/2004 des Europäischen Parlaments und des Rates vom 31. März 2004 zur Festlegung von Gemeinschaftsverfahren für die Genehmigung und Überwachung von Human- und Tierarzneimitteln und zur Errichtung einer Europäischen Arzneimittel-Agentur (ABl. EU Nr. L 136 S. 1) erteilt hat, und die ohne zusätzliche Herstellungsmaßnahmen zur Verwendung in der klinischen Prüfung bestimmt sind, kann auf besondere Kennzeichnungen auf den Behältnissen und den äußeren Umhüllungen nach

den Absätzen 2 bis 7 verzichtet werden, soweit es das Konzept der klinischen Prüfung erlaubt. Angaben nach Absatz 1 können auch in einem Begleitdokument aufgeführt werden.

§ 6
Entblindung in Notfallsituationen und Rücknahme

Bei verblindeten Prüfpräparaten muss der Sponsor ein Verfahren zur unverzüglichen Entblindung etablieren, das eine sofortige Identifizierung und, sofern erforderlich, eine unverzügliche Rücknahme der Prüfpräparate ermöglicht. Dabei ist sicherzustellen, dass die Identität eines verblindeten Prüfpräparates nur so weit offen gelegt wird, wie dies erforderlich ist.

§ 7
Antragstellung

(1) Der Sponsor reicht in schriftlicher Form bei der für das zu testende Prüfpräparat zuständigen Bundesoberbehörde einen Antrag auf Genehmigung der klinischen Prüfung und bei der zuständigen Ethik-Kommission einen Antrag auf zustimmende Bewertung der klinischen Prüfung ein. Die dem Antrag beizufügenden Unterlagen können in deutscher oder in englischer Sprache abgefasst sein, soweit im Folgenden nichts anderes bestimmt ist.
Antrag und Unterlagen sind zusätzlich auf einem elektronischen Datenträger einzureichen. Bei multizentrischen klinischen Prüfungen, die im Geltungsbereich des Arzneimittelgesetzes in mehr als einer Prüfstelle erfolgen, erhält jede weitere nach Landesrecht für einen Prüfer zuständige Ethik-Kommission (beteiligte Ethik-Kommission) zeitgleich eine Kopie des Antrags und der Unterlagen. Die nach § 42 Abs. 1 Satz 2 des Arzneimittelgesetzes zuständige Ethik-Kommission ist federführend für die Bearbeitung.

(2) Dem Antrag an die zuständige Ethik-Kommission und dem Antrag an die zuständige Bundesoberbehörde müssen vom Antragsteller die folgenden Angaben und Unterlagen beigefügt werden:

1. Kopie des Bestätigungsschreibens für die von der Europäischen Datenbank vergebene EudraCT-Nummer des Prüfplans,

2. vom Sponsor oder seinem Vertreter unterzeichnetes Begleitschreiben in deutscher Sprache, das die EudraCT-Nummer, den Prüfplancode des Sponsors und den Titel der klinischen Prüfung angibt, Besonderheiten der klinischen Prüfung hervorhebt und auf die Fundstellen der diesbezüglichen Informationen in den weiteren Unterlagen verweist,

3. vom Hauptprüfer oder vom Leiter der klinischen Prüfung sowie vom Sponsor oder seinem Vertreter unterzeichneter Prüfplan unter Angabe des vollständigen Titels und des Arbeitstitels der klinischen Prüfung, der EudraCT-Nummer, des Prüfplancodes des Sponsors, der Fassung und des Datums,

4. Name oder Firma und Anschrift des Sponsors und, sofern vorhanden, seines in der Europäischen Union oder in einem Vertragsstaat des Abkommens über den Europäischen Wirtschaftsraum niedergelassenen Vertreters,

5. Namen und Anschriften der Einrichtungen, die als Prüfstelle oder Prüflabor in die klinische Prüfung eingebunden sind, sowie der Hauptprüfer und des Leiters der klinischen Prüfung,

6. Angabe der Berufe von Prüfern, die nicht Arzt sind, der wissenschaftlichen Anforderungen des jeweiligen Berufs und der seine Ausübung voraussetzenden Erfahrungen in der Patientenbetreuung sowie Darlegung, dass der jeweilige Beruf für die Durchführung von Forschungen am Menschen qualifiziert und Darlegung der besonderen Gegebenheiten der klinischen Prüfung, die die Prüfertätigkeit eines Angehörigen des jeweiligen Berufs rechtfertigen,

7. Prüferinformation,

8. Bezeichnung und Charakterisierung der Prüfpräparate und ihrer Wirkstoffe,

9. Gegenstand der klinischen Prüfung und ihre Ziele,

10. Anzahl, Alter und Geschlecht der betroffenen Personen,

11. Erläuterung der Kriterien für die Auswahl der betroffenen Personen sowie der hierzu zu Grunde gelegten statistischen Erwägungen,

12. Begründung dafür, dass die gewählte Geschlechterverteilung in der Gruppe der betroffenen Personen zur Feststellung möglicher geschlechtsspezifischer Unterschiede bei der Wirksamkeit oder Unbedenklichkeit des geprüften Arzneimittels angemessen ist,

13. Plan für eine Weiterbehandlung und medizinische Betreuung der betroffenen Personen nach dem Ende der klinischen Prüfung,

14. mit Gründen versehene Angaben ablehnender Bewertungen der zuständigen Ethik-Kommissionen anderer Mitgliedstaaten der Europäischen Union oder anderer Vertragsstaaten des Abkommens über den Europäischen Wirtschaftsraum sowie Versagungen beantragter Genehmigungen durch die zuständigen Behörden anderer Mitgliedstaaten der Europäischen Union oder anderer Vertragsstaaten des Abkommens über den Europäischen Wirtschaftsraum; sollten zustimmende Bewertungen einer Ethik-Kommission oder eine Genehmigung durch eine zuständige Behörde mit Auflagen versehen worden sein, sind diese anzugeben,

15. die Bestätigung, dass betroffene Personen über die Weitergabe ihrer pseudonymisierten Daten im Rahmen der Dokumentations- und Mitteilungspflichten nach

§ 12 und § 13 an die dort genannten Empfänger aufgeklärt werden; diese muss eine Erklärung enthalten, dass betroffene Personen, die der Weitergabe nicht zustimmen, nicht in die klinische Prüfung eingeschlossen werden.

(3) Der zuständigen Ethik-Kommission ist ferner vorzulegen:

1. Erläuterung der Bedeutung der klinischen Prüfung,

2. Bewertung und Abwägung der vorhersehbaren Risiken und Nachteile der klinischen Prüfung gegenüber dem erwarteten Nutzen für die betroffenen Personen und zukünftig erkrankte Personen,

3. Rechtfertigung für die Einbeziehung von Personen nach § 40 Abs. 4 und § 41 Abs. 2 und 3 des Arzneimittelgesetzes in die klinische Prüfung,

4. Erklärung zur Einbeziehung möglicherweise vom Sponsor oder Prüfer abhängiger Personen,

5. Angaben zur Finanzierung der klinischen Prüfung,

6. Lebensläufe oder andere geeignete Qualifikationsnachweise der Prüfer,

7. Angaben zu möglichen wirtschaftlichen und anderen Interessen der Prüfer im Zusammenhang mit den Prüfpräparaten,

8. Angaben zur Eignung der Prüfstelle, insbesondere zur Angemessenheit der dort vorhandenen Mittel und Einrichtungen sowie des zur Durchführung der klinischen Prüfung zur Verfügung stehenden Personals und zu Erfahrungen in der Durchführung ähnlicher klinischer Prüfungen,

9. Informationen und Unterlagen, die die betroffenen Personen erhalten, in deutscher Sprache sowie eine Darstellung des Verfahrens der Einwilligung nach Aufklärung,

10. Beschreibung der vorgesehenen Untersuchungsmethoden und eventuelle Abweichungen von den in der medizinischen Praxis üblichen Untersuchungen,

11. Beschreibung der vorgesehenen Verfahrensweise, mit der verhindert werden soll, dass betroffene Personen gleichzeitig an anderen klinischen Prüfungen oder Forschungsprojekten teilnehmen oder vor Ablauf einer erforderlichen Karenzzeit an der klinischen Prüfung teilnehmen,

12. Beschreibung, wie der Gesundheitszustand gesunder betroffener Personen dokumentiert werden soll,

13. Nachweis einer Versicherung nach § 40 Abs. 1 Satz 3 Nr. 8 und Abs. 3 des Arzneimittelgesetzes,

14. hinsichtlich der Vergütung der Prüfer und der Entschädigung der betroffenen Personen getroffene Vereinbarungen,

15. Erklärung zur Einhaltung des Datenschutzes,

16. alle wesentlichen Elemente der zwischen dem Sponsor und der Prüfstelle vorgesehenen Verträge,

17. Kriterien für das Aussetzen oder die vorzeitige Beendigung der klinischen Prüfung,

18. bei multizentrischen klinischen Prüfungen, die im Geltungsbereich des Arzneimittelgesetzes in mehr als einer Prüfstelle erfolgen, eine Liste der Bezeichnungen und Anschriften der beteiligten Ethik-Kommissionen,

19. eine Zusammenfassung der wesentlichen Inhalte des Prüfplans in deutscher Sprache, wenn der Prüfplan nach Absatz 2 Nr. 3 in englischer Sprache vorgelegt wird.

(4) Der zuständigen Bundesoberbehörde ist ferner vorzulegen:

1. das Dossier zum Prüfpräparat mit folgendem Inhalt:

a) Unterlagen über Qualität und Herstellung,

b) Unterlagen über die pharmakologisch-toxikologischen Prüfungen,

c) vorgesehene Kennzeichnung,

d) Herstellungserlaubnis,

e) Einfuhrerlaubnis,

f) Unterlagen über Ergebnisse von bisher durchgeführten klinischen Prüfungen sowie weitere bekannt gewordene klinische Erkenntnisse,

g) zusammenfassende Nutzen-Risiko-Bewertung;

2. der Nachweis einer Versicherung nach § 40 Abs. 1 Satz 3 Nr. 8 und Abs. 3 des Arzneimittelgesetzes, wenn es sich bei dem Prüfpräparat um ein xenogenes Zelltherapeutikum handelt;

3. bei Prüfpräparaten, die aus einem gentechnisch veränderten Organismus oder einer Kombination von gentechnisch veränderten Organismen bestehen oder solche enthalten, gemäß Anhang II der Richtlinie 2001/18/EG des Europäischen Parlaments und des Rates vom 12. März 2001 über die absichtliche Freisetzung genetisch veränderter Organismen in die Umwelt und zur Aufhebung der Richtlinie 90/220/EWG des Rates

(ABl. EG Nr. L 106 S. 1) eine Darlegung und Bewertung der Risiken für die Gesundheit nicht betroffener Personen und die Umwelt sowie eine Darlegung der vorgesehenen Vorkehrungen und gemäß Anhang III dieser Richtlinie Informationen über den gentechnisch veränderten Organismus, Informationen über die Bedingungen der klinischen Prüfung und über die den gentechnisch veränderten Organismus möglicherweise aufnehmende Umwelt, Informationen über die Wechselwirkungen zwischen dem gentechnisch veränderten Organismus und der Umwelt, ein Beobachtungsplan zur Ermittlung der Auswirkungen auf die Gesundheit nicht betroffener Personen und die Umwelt, eine Beschreibung der geplanten Überwachungsmaßnahmen und Angaben über entstehende Reststoffe und ihre Behandlung sowie über Notfallpläne.
Der Sponsor kann insoweit auch auf Unterlagen Bezug nehmen, die ein Dritter in einem vorangegangenen Verfahren vorgelegt hat, sofern es sich nicht um vertrauliche Angaben handelt;

4. Bezeichnung und Anschrift der nach § 42 Abs. 1 Satz 1 und 2 des Arzneimittelgesetzes zuständigen Ethik-Kommission und Bezeichnung und Anschrift der zuständigen Behörden anderer Mitgliedstaaten der Europäischen Union und anderer Vertragsstaaten des Abkommens über den Europäischen Wirtschaftsraum, in denen die klinische Prüfung durchgeführt wird.

(5) Abweichend von Absatz 4 Nr. 1 kann anstelle des Dossiers die Zusammenfassung der Merkmale des Arzneimittels (SmPC) vorgelegt werden, wenn es sich bei dem Prüfpräparat um ein Arzneimittel handelt, das in einem Mitgliedstaat der Europäischen Union zugelassen ist oder für das die Kommission der Europäischen Gemeinschaften oder der Rat der Europäischen Union eine Genehmigung für das Inverkehrbringen gemäß Artikel 3 Abs. 1 oder 2 der Verordnung (EG) Nr. 726/2004 des Europäischen Parlaments und des Rates vom 31. März 2004 zur Festlegung

von Gemeinschaftsverfahren für die Genehmigung und Überwachung von Human- und Tierarzneimitteln und zur Errichtung einer Europäischen Arzneimittel-Agentur (ABl. EU Nr. L 136 S. 1) erteilt hat und das in der klinischen Prüfung gemäß der Zusammenfassung der Merkmale des Arzneimittels (SmPC) angewendet werden soll. Soll das zugelassene Arzneimittel abweichend von der Zusammenfassung der Merkmale des Arzneimittels (SmPC) angewendet werden, und handelt es sich dabei ausschließlich um eine Abweichung von dem zugelassenen Anwendungsgebiet, so sind in der Regel keine zusätzlichen Daten zu Qualität, zu den Ergebnissen der pharmakologisch-toxikologischen Prüfung und zu klinischen Ergebnissen vorzulegen; bei anderen Abweichungen sind in Abhängigkeit von der Art der Abweichung zusätzliche Daten zu Qualität, zu den Ergebnissen der pharmakologisch-toxikologischen Prüfung und zu klinischen Ergebnissen nur dann vorzulegen, wenn die in der Zusammenfassung der Merkmale des Arzneimittels (SmPC) enthaltenen Angaben für die im Prüfplan vorgesehenen Anwendungsbedingungen nicht ausreichend sind. Wird das zugelassene Arzneimittel oder sein Wirkstoff von einem anderen als dem in der Zusammenfassung der Merkmale des Arzneimittels (SmPC) bezeichneten Hersteller oder nach einem anderen Verfahren hergestellt, so sind in Abhängigkeit von der Art der Änderungen zusätzliche Daten zur Qualität vorzulegen.
Soweit erforderlich, sind darüber hinaus weitere Ergebnisse zu pharmakologisch-toxikologischen Prüfungen und zusätzliche klinische Ergebnisse vorzulegen. Wird das zugelassene Arzneimittel verblindet, so sind in Abhängigkeit von den durchgeführten Maßnahmen zur Verblindung zusätzliche Angaben zur Qualität vorzulegen.

(6) Ist das Prüfpräparat Gegenstand einer dem Sponsor durch die zuständige Bundesoberbehörde bereits genehmigten klinischen Prüfung, so kann der Sponsor auf die im Rahmen des vorhergehenden Genehmigungsverfahrens vorgelegten Unterlagen zum Prüfpräparat Bezug nehmen. Liegen dem Sponsor weitere Ergebnisse zu Qualität und

Herstellung, zu pharmakologisch-toxikologischen Prüfungen oder klinische Ergebnisse vor, die nicht Bestandteil der in Bezug genommenen Unterlagen zum Prüfpräparat sind, so sind diese vorzulegen.

(7) Sofern das Prüfpräparat ein Placebo ist, beschränkt sich der Inhalt des Dossiers zum Prüfpräparat auf die Angaben nach Absatz 4 Nr. 1 Buchstabe a.

§ 8
Bewertung durch die Ethik-Kommission

(1) Die nach § 42 Abs. 1 Satz 1 oder 2 des Arzneimittelgesetzes zuständige Ethik-Kommission bestätigt dem Sponsor innerhalb von zehn Tagen den Eingang des ordnungsgemäßen Antrags unter Angabe des Eingangsdatums oder fordert ihn auf, die von ihr benannten Formmängel innerhalb einer Frist von 14 Tagen zu beheben, wenn Unterlagen zum Antrag ohne Begründung hierfür fehlen oder der Antrag aus sonstigen Gründen nicht ordnungsgemäß ist.

(2) Innerhalb der nach § 42 Abs. 1 Satz 9 des Arzneimittelgesetzes geltenden Frist von höchstens 60 Tagen nach Eingang des ordnungsgemäßen Antrags übermittelt die zuständige Ethik-Kommission dem Sponsor und der zuständigen Bundesoberbehörde ihre mit Gründen versehene Bewertung. Während der Prüfung des Antrags auf zustimmende Bewertung kann die zuständige Ethik-Kommission nur ein einziges Mal zusätzliche Informationen vom Sponsor anfordern. Die Frist wird bis zum Eingang der zusätzlichen Informationen gehemmt. Die Hemmung beginnt mit Ablauf des Tages, an dem die Anforderung von der zuständigen Ethik-Kommission abgesendet wurde.

(3) Betrifft der Antrag eine klinische Prüfung, die im Geltungsbereich des Arzneimittelgesetzes nur in einer einzigen Prüfstelle durchgeführt wird, verkürzt sich die in Absatz 2 genannte Frist auf höchstens 30 Tage. Ist diese klinische Prüfung eine klinische Prüfung der Phase I, die als Teil eines mehrere klinische Prüfungen umfassenden

Entwicklungsprogramms auf einer von dieser Ethik-Kommission zustimmend bewerteten klinischen Prüfung desselben Entwicklungsprogramms aufbaut, verkürzt sich die Frist auf 14 Tage. Diese Fristverkürzungen gelten nicht bei klinischen Prüfungen der in Absatz 4 genannten Arzneimittel.

(4) Bei klinischen Prüfungen von somatischen Zelltherapeutika und Arzneimitteln, die gentechnisch veränderte Organismen enthalten, verlängert sich die in Absatz 2 genannte Frist auf 90 Tage; eine weitere Verlängerung der Frist auf insgesamt 180 Tage tritt ein, wenn die zuständige Ethik-Kommission zur Vorbereitung ihrer Bewertung Sachverständige beizieht oder Gutachten anfordert. Für die klinische Prüfung von Gentransfer-Arzneimitteln beträgt die Frist höchstens 180 Tage. Für die Prüfung xenogener Zelltherapeutika gibt es keine zeitliche Begrenzung für den Bewertungszeitraum.

(5) Multizentrische klinische Prüfungen, die im Geltungsbereich des Arzneimittelgesetzes in mehr als einer Prüfstelle durchgeführt werden, bewertet die federführende Ethik-Kommission im Benehmen mit den beteiligten Ethik-Kommissionen. Die beteiligten Ethik-Kommissionen prüfen die Qualifikation der Prüfer und die Geeignetheit der Prüfstellen in ihrem Zuständigkeitsbereich. Ihre diesbezügliche Bewertung muss der federführenden Ethik-Kommission innerhalb von 30 Tagen nach Eingang des ordnungsgemäßen Antrags vorliegen.

§ 9
Genehmigung durch die zuständige Bundesoberbehörde

(1) Die zuständige Bundesoberbehörde bestätigt dem Sponsor innerhalb von zehn Tagen den Eingang des ordnungsgemäßen Antrags unter Angabe des Eingangsdatums oder fordert ihn auf, die von ihr benannten Formmängel innerhalb einer Frist von 14 Tagen zu beheben, wenn Unterlagen zum Antrag ohne Begründung hierfür fehlen oder der Antrag aus sonstigen Gründen nicht ordnungsgemäß ist.

(2) Die Prüfung des ordnungsgemäßen Antrags muss innerhalb der nach § 42 Abs. 2 des Arzneimittelgesetzes jeweils geltenden Frist abgeschlossen werden. Übermittelt die zuständige Bundesoberbehörde dem Sponsor mit Gründen versehene Einwände, kann dieser ein einziges Mal den Antrag innerhalb einer Frist von höchstens 90 Tagen nach Zugang entsprechend ändern. Nach Eingang der Änderung übermittelt die zuständige Bundesoberbehörde dem Sponsor innerhalb von 15 Tagen schriftlich die Genehmigung des Antrags oder, unter Angabe von Gründen, dessen endgültige Ablehnung. Die zuständige Ethik-Kommission erhält davon eine Kopie. Bei den in § 42 Abs. 2 Satz 7 Nr. 2 bis 4 des Arzneimittelgesetzes genannten Arzneimitteln beträgt die in Satz 3 genannte Frist 30 Tage. Für die Prüfung xenogener Zelltherapeutika gibt es keine zeitliche Begrenzung für den Genehmigungszeitraum.

(3) Betrifft der Antrag eine klinische Prüfung der Phase I, die als Teil eines mehrere klinische Prüfungen umfassenden Entwicklungsprogramms auf einer durch die zuständige Bundesoberbehörde genehmigten klinischen Prüfung desselben Entwicklungsprogramms aufbaut, verkürzt sich die jeweils geltende Frist auf 14 Tage, sofern dem Antrag die Angaben nach § 7 Abs. 4 Nr. 1 Buchstabe a und b des bereits genehmigten Antrags unverändert zu Grunde liegen. Diese Fristverkürzung gilt nicht bei klinischen Prüfungen der in Absatz 4 genannten Arzneimittel.

(4) Bei klinischen Prüfungen von Gentransfer-Arzneimitteln, somatischen Zelltherapeutika oder Arzneimitteln, die aus einem gentechnisch veränderten Organismus oder einer Kombination von gentechnisch veränderten Organismen bestehen oder solche enthalten, verlängert sich die Frist des § 42 Abs. 2 Satz 8 Halbsatz 1 des Arzneimittelgesetzes auf höchstens 90 Tage; eine weitere Verlängerung der Frist auf insgesamt höchstens 180 Tage tritt ein, wenn die zuständige Bundesoberbehörde zur Vorbereitung ihrer Entscheidung Sachverständige beizieht oder Gutachten anfordert.

Für die Prüfung xenogener Zelltherapeutika gibt es keine zeitliche Begrenzung für den Genehmigungszeitraum. Bei Prüfpräparaten, die aus einem gentechnisch veränderten Organismus oder einer Kombination von gentechnisch veränderten Organismen bestehen oder solche enthalten, entscheidet die zuständige Bundesoberbehörde im Benehmen mit dem Bundesamt für gesundheitlichen Verbraucherschutz und Lebensmittelsicherheit; die Genehmigung der klinischen Prüfung durch die zuständige Bundesoberbehörde umfasst die Genehmigung der Freisetzung dieser gentechnisch veränderten Organismen im Rahmen der klinischen Prüfung.

(5) Zur Vorbereitung ihrer Entscheidung kann die zuständige Bundesoberbehörde die im Antrag nach § 42 Abs. 2 Satz 1 und 2 des Arzneimittelgesetzes enthaltenen oder nach § 10 Abs. 1 geänderten Angaben in der Prüfstelle, der Herstellungseinrichtung des Prüfpräparates, den an der Prüfung beteiligten Laboratorien, den Einrichtungen des Sponsors oder in sonstigen Einrichtungen überprüfen. Zu diesem Zweck können Beauftragte der zuständigen Bundesoberbehörde im Benehmen mit der zuständigen Behörde Betriebs- und Geschäftsräume zu den üblichen Geschäftszeiten betreten, Unterlagen einsehen und, soweit es sich nicht um personenbezogene Daten handelt, hieraus Abschriften oder Ablichtungen anfertigen sowie Auskünfte verlangen.

§ 10
Nachträgliche Änderungen

(1) Änderungen einer von der zuständigen Bundesoberbehörde genehmigten oder von der zuständigen Ethik-Kommission zustimmend bewerteten klinischen Prüfung, die geeignet sind,

1. sich auf die Sicherheit der betroffenen Personen auszuwirken,

2. die Auslegung der wissenschaftlichen Dokumente, auf die die Prüfung gestützt wird, oder die wissenschaftliche Aussagekraft der Studienergebnisse zu beeinflussen,

3. die Art der Leitung oder Durchführung der Studie wesentlich zu verändern,

4. die Qualität oder Unbedenklichkeit der Prüfpräparate zu beeinträchtigen oder

5. bei klinischen Prüfungen mit Arzneimitteln, die aus gentechnisch veränderten Organismen bestehen oder diese enthalten, die Risikobewertung für die Gesundheit nicht betroffener Personen und die Umwelt zu verändern, darf der Sponsor nur vornehmen, wenn diese Änderungen von der zuständigen Ethik-Kommission zustimmend bewertet wurden, soweit sie die Angaben und Unterlagen nach § 7 Abs. 2 oder 3 betreffen, und wenn sie von der zuständigen Bundesoberbehörde genehmigt wurden, soweit sie die Angaben und Unterlagen nach § 7 Abs. 2 oder 4 betreffen. Die zustimmende Bewertung ist bei der zuständigen Ethik-Kommission, die Genehmigung ist bei der zuständigen Bundesoberbehörde zu beantragen. Der Antrag ist zu begründen.

(2) Die zuständige Ethik-Kommission hat eine Entscheidung über den ordnungsgemäßen Antrag auf zustimmende Bewertung der Änderungen innerhalb von 20 Tagen nach Eingang dem Sponsor und der zuständigen Bundesoberbehörde zu übermitteln. Bei multizentrischen klinischen Prüfungen, die im Geltungsbereich des Arzneimittelgesetzes in mehr als einer Prüfstelle durchgeführt werden, bewertet die federführende Ethik-Kommission die Änderungen im Benehmen mit den beteiligten Ethik-Kommissionen. Die beteiligten Ethik-Kommissionen prüfen die Qualifikation der Prüfer und die Geeignetheit der Prüfstellen in ihrem Zuständigkeitsbereich.

Bei Arzneimitteln, die somatische Zelltherapeutika oder Gentransfer-Arzneimittel oder Arzneimittel sind, die gentechnisch veränderte Organismen enthalten oder deren Wirkstoff ein biologisches Produkt menschlichen oder tierischen Ursprungs ist oder biologische Bestandteile menschlichen oder tierischen Ursprungs enthält oder zu seiner Herstellung derartige Bestandteile erfordert, beträgt die Frist 35 Tage. Bei xenogenen Zelltherapeutika gibt es keine zeitliche Begrenzung für den Bewertungszeitraum.

(3) Übermittelt die zuständige Bundesoberbehörde dem Sponsor innerhalb von höchstens 20 Tagen nach Eingang des ordnungsgemäßen Änderungsantrags keine mit Gründen versehenen Einwände gegen die Änderungen, so gelten sie als genehmigt. Die zuständige Bundesoberbehörde kann den Sponsor auffordern, die von ihm vorgeschlagenen Änderungen nach ihren Maßgaben abzuändern. Bei Arzneimitteln, die somatische Zelltherapeutika oder Gentransfer-Arzneimittel sind, die gentechnisch veränderte Organismen enthalten oder deren Wirkstoff ein biologisches Produkt menschlichen oder tierischen Ursprungs ist oder biologische Bestandteile menschlichen oder tierischen Ursprungs enthält oder zu seiner Herstellung derartige Bestandteile erfordert, beträgt die Frist 35 Tage. Bei xenogenen Zelltherapeutika gibt es keine zeitliche Begrenzung für den Genehmigungszeitraum.

(4) Zusätzliche Prüfstellen im Geltungsbereich des Arzneimittelgesetzes darf der Sponsor nur dann in die klinische Prüfung einbeziehen, wenn die zuständige Ethik-Kommission, die die klinische Prüfung zustimmend bewertet hat, die Einbeziehung der jeweiligen zusätzlichen Prüfstelle zustimmend bewertet. Dem Antrag auf Erteilung der zustimmenden Bewertung sind die auf die zusätzlichen Prüfstellen bezogenen Angaben nach § 7 Abs. 2 Nr. 5 und 8, Abs. 3 Nr. 4, 6 bis 8, 13, 14, 16 und 18 beizufügen. Jede Ethik-Kommission, die nach Landesrecht für einen Prüfer

zuständig ist, der in einer zusätzlichen Prüfstelle für die Durchführung der klinischen Prüfung verantwortlich ist, erhält eine Kopie des ursprünglichen Antrags und der Unterlagen auf zustimmende Bewertung der klinischen Prüfung, der zustimmenden Bewertung der in Satz 1 genannten Ethik-Kommission und des Antrags auf zustimmende Bewertung der Einbeziehung der zusätzlichen Prüfstelle. Die federführende Ethik-Kommission setzt sich mit ihr ins Benehmen. Die zustimmende Bewertung gilt als erteilt, wenn die federführende Ethik-Kommission dem Sponsor nicht innerhalb von 30 Tagen nach Eingang des ordnungsgemäßen Antrags begründete Bedenken übermittelt. Die federführende Ethik-Kommission unterrichtet die zuständige Bundesoberbehörde über die Bewertung.

§ 11

Maßnahmen zumSchutz vor unmittelbarer Gefahr

(1) Unbeschadet des § 10 treffen der Sponsor und der Prüfer unverzüglich alle gebotenen Maßnahmen zum Schutz der betroffenen Personen vor unmittelbarer Gefahr, wenn neue Umstände die Sicherheit der betroffenen Personen beeinträchtigen können.

(2) Bei klinischen Prüfungen mit Arzneimitteln, die aus einem gentechnisch veränderten Organismus oder einer Kombination von gentechnisch veränderten Organismen bestehen oder solche enthalten, treffen der Sponsor und der Prüfer unbeschadet des § 10 alle gebotenen Maßnahmen zum Schutz der Gesundheit nicht betroffener Personen und der Umwelt.

§ 12

Anzeige-, Dokumentations- und Mitteilungspflichten des Prüfers

(1) Der Prüfer fügt seiner Anzeige nach § 67 des Arzneimittelgesetzes bei der zuständigen Behörde für jede von ihm durchgeführte klinische Prüfung die folgenden Angaben bei:

1. Name, Anschrift und Berufsbezeichnung des zur Anzeige verpflichteten Prüfers,

2. Bezeichnung der zuständigen Bundesoberbehörde sowie Datum der erteilten Genehmigung und, sofern zutreffend, Daten von Genehmigungen nachträglicher Änderungen nach § 10 Abs. 1,

3. Bezeichnung und Anschrift der nach § 42 Abs. 1 Satz 1 oder 2 des Arzneimittelgesetzes zuständigen Ethik-Kommission sowie Datum ihrer zustimmenden Bewertung und, sofern zutreffend, Daten von Genehmigungen nachträglicher Änderungen nach § 10 Abs. 1,

4. Bezeichnung und Anschrift der für den Prüfer und die Prüfstelle zuständigen beteiligten Ethik-Kommission sowie Datum ihrer diesbezüglichen Bewertung,

5. EudraCT-Nummer des Prüfplans,

6. Name oder Firma und Anschrift des Sponsors und, sofern zutreffend, seines in der Europäischen Union oder in einem Vertragsstaat des Abkommens über den Europäischen Wirtschaftsraum niedergelassenen Vertreters,

7. Name und Anschrift des Leiters der klinischen Prüfung sowie des Hauptprüfers,

8. Name und Anschrift der Prüflaboratorien und anderer Einrichtungen, die vom Prüfer eingebunden worden sind,

9. vollständiger Titel des Prüfplans einschließlich Prüfplancode und Zielsetzung,

10. zu prüfendes Anwendungsgebiet,

11. Art der klinischen Prüfung und ihrer Durchführung, einschließlich Angaben zu den besonderen Merkmalen betroffener Personen, auf die die besonderen Voraussetzungen nach § 41 des Arzneimittelgesetzes Anwendung finden,

12. geplanter Beginn und voraussichtliche Dauer,

13. Bezeichnung, Stärke, Darreichungsform, arzneilich wirksame Bestandteile und Art der Anwendung des Prüfpräparates,

14. Information, ob Regelungen des Betäubungsmittelrechts, des Gentechnikrechts oder des Strahlenschutzrechts zu beachten sind oder es sich um ein somatisches Gentherapeutikum oder Gendiagnostikum handelt,

15. Anzahl und Art der mitgeführten Vergleichspräparate.

(2) Der Prüfer unterrichtet die zuständige Behörde innerhalb von 90 Tagen über die Beendigung der klinischen Prüfung. Wurde die klinische Prüfung durch den Sponsor abgebrochen oder unterbrochen, erfolgt die Unterrichtung innerhalb von 15 Tagen unter Angabe der Gründe für den Abbruch oder die Unterbrechung.

(3) Der Prüfer kann dem Sponsor die Durchführung der Anzeige bei der zuständigen Behörde übertragen und hat dies zu dokumentieren.

(4) Der Prüfer hat den Sponsor unverzüglich über das Auftreten eines schwerwiegenden unerwünschten Ereignisses, ausgenommen Ereignisse, über die laut Prüfplan oder Prüferinformation nicht unverzüglich berichtet werden muss, zu unterrichten und ihm anschließend einen ausführlichen schriftlichen Bericht zu übermitteln. Personenbezogene Daten sind vor ihrer Übermittlung unter Verwendung des Identifizierungscodes der betroffenen Person zu pseudonymisieren.

(5) Über unerwünschte Ereignisse und unerwartete klinisch-diagnostische Befunde, die im Prüfplan für die Bewertung der klinischen Prüfung als entscheidend bezeichnet sind, unterrichtet der Prüfer den Sponsor innerhalb der im Prüfplan angegebenen Fristen. Absatz 1 Satz 2 gilt entsprechend.

(6) Im Fall des Todes einer betroffenen Person übermittelt der Prüfer der zuständigen Ethik-Kommission, bei multizentrischen Studien auch der beteiligten Ethik-Kommission, der zuständigen Bundesoberbehörde sowie dem Sponsor alle für die Erfüllung ihrer Aufgaben erforderlichen zusätzlichen Auskünfte. Personenbezogene Daten sind vor ihrer Übermittlung unter Verwendung des Identifizierungscodes der betroffenen Person zu pseudonymisieren.

(7) Bei klinischen Prüfungen mit Arzneimitteln, die aus einem gentechnisch veränderten Organismus oder einer Kombination von gentechnisch veränderten Organismen bestehen oder solche enthalten, hat der Prüfer den Sponsor unverzüglich über Beobachtungen von in der Risikobewertung nicht vorgesehenen etwaigen schädlichen Auswirkungen auf die Gesundheit nicht betroffener Personen und die Umwelt zu unterrichten.

§ 13
Dokumentations- und Mitteilungspflichten des Sponsors

(1) Der Sponsor hat alle ihm von den Prüfern mitgeteilten unerwünschten Ereignisse ausführlich zu dokumentieren. Diese Aufzeichnungen werden der zuständigen Bundesoberbehörde und den zuständigen Behörden anderer Mitgliedstaaten der Europäischen Union und anderer Vertragsstaaten des Abkommens über den Europäischen Wirtschaftsraum, in deren Hoheitsgebiet die klinische Prüfung durchgeführt wird, auf Anforderung übermittelt. Personenbezogene Daten sind vor ihrer Übermittlung unter Verwendung des Identifizierungscodes der betroffenen Person zu pseudonymisieren.

(2) Der Sponsor hat über jeden ihm bekannt gewordenen Verdachtsfall einer unerwarteten schwerwiegenden Nebenwirkung unverzüglich, spätestens aber innerhalb von 15 Tagen nach Bekanntwerden, die zuständige Ethik-Kommission, die zuständige Bundesoberbehörde und die zuständigen Behörden anderer Mitgliedstaaten der Europäischen Union und anderer Vertragsstaaten des Abkommens über den Europäischen Wirtschaftsraum, in deren Hoheitsgebiet die klinische Prüfung durchgeführt wird, sowie die an der klinischen Prüfung beteiligten Prüfer zu unterrichten. Personenbezogene Daten sind vor ihrer Übermittlung unter Verwendung des Identifizierungscodes der betroffenen Person zu pseudonymisieren.

(3) Der Sponsor hat bei jedem ihm bekannt gewordenen Verdachtsfall einer unerwarteten schwerwiegenden Nebenwirkung, die zu einem Todesfall geführt hat oder lebensbedrohlich ist, unverzüglich, spätestens aber innerhalb von sieben Tagen nach Bekanntwerden, der zuständigen Ethik-Kommission, der zuständigen Bundesoberbehörde und den zuständigen Behörden anderer Mitgliedstaaten der Europäischen Union und anderer Vertragsstaaten des Abkommens über den Europäischen Wirtschaftsraum, in deren Hoheitsgebiet die klinische Prüfung durchgeführt wird, sowie den an der Prüfung beteiligten Prüfern alle für die Bewertung wichtigen Informationen und innerhalb von höchstens acht weiteren Tagen die weiteren relevanten Informationen zu übermitteln. Personenbezogene Daten sind vor ihrer Übermittlung unter Verwendung des Identifizierungscodes der betroffenen Person zu pseudonymisieren.

(4) Der Sponsor unterrichtet unverzüglich, spätestens aber innerhalb von 15 Tagen nach Bekanntwerden, die zuständige Bundesoberbehörde, die zuständige Ethik-Kommission und die zuständigen Behörden anderer Mitgliedstaaten der Europäischen Union und anderer Vertragsstaaten des Abkommens über den Europäischen Wirtschaftsraum, in deren Hoheitsgebiet die klinische Prüfung durchgeführt

wird, über jeden Sachverhalt, der eine erneute Überprüfung der Nutzen-Risiko-Bewertung des Prüfpräparates erfordert. Hierzu gehören insbesondere

1. Einzelfallberichte von erwarteten schwerwiegenden Nebenwirkungen mit einem unerwarteten Ausgang,

2. eine Erhöhung der Häufigkeit erwarteter schwerwiegender Nebenwirkungen, die als klinisch relevant bewertet wird,

3. Verdachtsfälle schwerwiegender unerwarteter Nebenwirkungen, die sich ereigneten, nachdem die betroffene Person die klinische Prüfung bereits beendet hat,

4. Ereignisse im Zusammenhang mit der Studiendurchführung oder der Entwicklung des Prüfpräparates, die möglicherweise die Sicherheit der betroffenen Personen beeinträchtigen können.

(5) Sofern Maßnahmen nach § 11 ergriffen werden, unterrichtet der Sponsor unverzüglich die zuständige Bundesoberbehörde, die zuständige Behörde, die zuständige Ethik-Kommission und die zuständigen Behörden anderer Mitgliedstaaten der Europäischen Union und anderer Vertragsstaaten des Abkommens über den Europäischen Wirtschaftsraum, in deren Hoheitsgebiet die klinische Prüfung durchgeführt wird, über diese sowie die sie auslösenden Umstände.

(6) Der Sponsor hat der zuständigen Ethik-Kommission, der zuständigen Bundesoberbehörde und den zuständigen Behörden anderer Mitgliedstaaten der Europäischen Union und anderer Vertragsstaaten des Abkommens über den Europäischen Wirtschaftsraum, in deren Hoheitsgebiet die klinische Prüfung durchgeführt wird, während der Dauer der Prüfung einmal jährlich oder auf Verlangen eine Liste aller während der Prüfung aufgetretenen Verdachtsfälle schwerwiegender Nebenwirkungen sowie

einen Bericht über die Sicherheit der betroffenen Personen vorzulegen.

(7) Erhält der Sponsor bei klinischen Prüfungen mit Arzneimitteln, die aus einem gentechnisch veränderten Organismus oder einer Kombination von gentechnisch veränderten Organismen bestehen oder solche enthalten, neue Informationen über Gefahren für die Gesundheit nicht betroffener Personen und die Umwelt, hat er diese der zuständigen Bundesoberbehörde unverzüglich mitzuteilen.

(8) Der Sponsor unterrichtet die zuständige Behörde, die zuständige Bundesoberbehörde, die zuständige Ethik-Kommission und die zuständigen Behörden anderer Mitgliedstaaten der Europäischen Union und anderer Vertragsstaaten des Abkommens über den Europäischen Wirtschaftsraum, in deren Hoheitsgebiet die klinische Prüfung durchgeführt wird, innerhalb von 90 Tagen über die Beendigung der klinischen Prüfung. Wurde die klinische Prüfung durch den Sponsor abgebrochen oder unterbrochen, erfolgt die Unterrichtung innerhalb von 15 Tagen unter Angabe der Gründe für den Abbruch oder die Unterbrechung.

(9) Der Sponsor übermittelt der zuständigen Bundesoberbehörde und der zuständigen Ethik-Kommission innerhalb eines Jahres nach Beendigung der klinischen Prüfung eine Zusammenfassung des Berichts über die klinische Prüfung, der alle wesentlichen Ergebnisse der klinischen Prüfung abdeckt.

(10) Der Sponsor stellt sicher, dass die wesentlichen Unterlagen der klinischen Prüfung einschließlich der Prüfbögen nach der Beendigung oder dem Abbruch der Prüfung mindestens zehn Jahre aufbewahrt werden. Andere Vorschriften zur Aufbewahrung von medizinischen Unterlagen bleiben unberührt.

§ 14
Mitteilungspflichten der zuständigen Bundesoberbehörde

(1) Die zuständige Bundesoberbehörde unterrichtet die für die Überwachung zuständigen Behörden, die zuständige Ethik-Kommission sowie die Kommission der Europäischen Gemeinschaften unverzüglich und unter Angabe von Gründen über die Anordnung von Abhilfemaßnahmen nach § 42a Abs. 5 des Arzneimittelgesetzes.

(2) Die zuständige Bundesoberbehörde übermittelt der für die Überwachung jeweils zuständigen Behörde auf Ersuchen alle hierfür benötigten Unterlagen.

(3) Die zuständige Bundesoberbehörde übermittelt Angaben an die bei der Europäischen Arzneimittel-Agentur eingerichtete Europäische Datenbank für klinische Prüfungen (EudraCT-Datenbank), insbesondere

1. Angaben zum Antrag auf Genehmigung der klinischen Prüfung durch die zuständige Bundesoberbehörde,
2. Angaben zum Antrag auf zustimmende Bewertung der klinischen Prüfung durch die zuständige Ethik-Kommission,
3. Änderungen des Antrags auf Genehmigung der klinischen Prüfung nach § 9 Abs. 2 Satz 2,
4. nachträgliche Änderungen nach § 10,
5. Beendigung der klinischen Prüfung,
6. Angaben über durchgeführte Inspektionen zur Überprüfung der Übereinstimmung mit der Guten Klinischen Praxis. Personenbezogene Daten werden nicht übermittelt.

(4) Auf Anfrage der zuständigen Behörden anderer Mitgliedstaaten der Europäischen Union und anderer

Vertragsstaaten des Abkommens über den Europäischen Wirtschaftsraum, der Europäischen Arzneimittel-Agentur oder der Europäischen Kommission übermittelt die zuständige Bundesoberbehörde die Informationen nach Absatz 3, die noch nicht in die EudraCT-Datenbank eingegeben wurden. Personenbezogene Daten werden nicht übermittelt.

(5) Die zuständige Bundesoberbehörde übermittelt Angaben zu allen Verdachtsfällen unerwarteter schwerwiegender Nebenwirkungen eines Prüfpräparates unverzüglich an die bei der Europäischen Arzneimittel-Agentur eingerichtete Eudravigilanz-Datenbank.

§ 15
Inspektionen

(1) Inspektionen im Rahmen der Überwachung laufender oder bereits abgeschlossener klinischer Prüfungen werden nach § 64 Abs. 1 des Arzneimittelgesetzes durch die zuständige Behörde durchgeführt. Inspektionen zur Überprüfung der Übereinstimmung mit den Angaben aus den Unterlagen nach § 7 oder § 10 oder mit den Unterlagen nach § 22 Abs. 2 Nr. 3 des Arzneimittelgesetzes werden durch die zuständige Bundesoberbehörde durchgeführt.

(2) Die Inspektionen erfolgen im Namen der Europäischen Gemeinschaft. Ihre Ergebnisse werden von den anderen Mitgliedstaaten der Europäischen Union anerkannt.
Die zuständige Behörde oder Bundesoberbehörde kann die zuständigen Behörden anderer Mitgliedstaaten um Unterstützung bei der Durchführung von Inspektionen bitten und ihrerseits bei von diesen Behörden initiierten Inspektionen Unterstützung leisten. Absatz 1 gilt entsprechend.

(3) Vorbehaltlich der zwischen der Europäischen Union und Drittländern getroffenen Vereinbarungen kann die zuständige Bundesoberbehörde einen mit Gründen versehenen Antrag an die Europäische Kommission richten, mit dem in

einem Drittland um eine Inspektion der Prüfstelle, der Einrichtungen des Sponsors oder der Einrichtungen des Herstellers gebeten wird. Betrifft die Inspektion ein Arzneimittel, für das ein Antrag auf Zulassung bei der zuständigen Bundesoberbehörde gestellt wurde, kann diese die Inspektion in dem Drittland in eigener Zuständigkeit durchführen.

(4) Betrifft die Inspektion ein Arzneimittel, für das ein Antrag auf Zulassung nach den Verfahren der Verordnung (EG) Nr. 726/2004 des Europäischen Parlaments und des Rates vom 31. März 2004 zur Festlegung von Gemeinschaftsverfahren für die Genehmigung und Überwachung von Human- und Tierarzneimitteln und zur Errichtung einer Europäischen Arzneimittel-Agentur (ABl. EU Nr. L 136 S. 1) gestellt wurde, so unterliegt sie der Koordinierung durch die Europäische Arzneimittel-Agentur; sie wird durch die zuständige Bundesoberbehörde unter Berücksichtigung der von der Europäischen Arzneimittel-Agentur festgelegten Verfahren durchgeführt.

(5) Eine erneute Inspektion ist durchzuführen, wenn sie von der Europäischen Kommission auf Ersuchen eines anderen von der klinischen Prüfung betroffenen Mitgliedstaats oder der Europäischen Arzneimittel-Agentur aus dem Grund gefordert wird, dass sich bei der Überprüfung der Einhaltung der Guten Klinischen Praxis Unterschiede zwischen den einzelnen Mitgliedstaaten der Europäischen Union gezeigt haben.

(6) Die von der zuständigen Behörde durchgeführte Inspektion ist nach schriftlich festgelegtem Verfahren und nach einem im Voraus festgelegten Plan durchzuführen.

(7) Über das Ergebnis der Inspektion ist zeitnah ein Inspektionsbericht anzufertigen, in dem alle wesentlichen Feststellungen der Inspektion, insbesondere Mängel und Beanstandungen aufzunehmen sind. Im Fall einer Inspektion nach § 64 Abs. 1 des Arzneimittelgesetzes sind im Inspektionsbericht zusätzlich Anordnungen zur Abstellung

der festgestellten Mängel und Beanstandungen aufzunehmen. Der von der zuständigen Behörde erstellte Inspektionsbericht wird der inspizierten Einrichtung und dem Sponsor mit der Aufforderung zur Abstellung der Mängel und Beanstandungen übermittelt, wobei der Schutz vertraulicher Angaben sicherzustellen ist. Die zuständige Behörde übermittelt der zuständigen Bundesoberbehörde die nach § 14 Abs. 3 Nr. 6 für die Übermittlung an die EudraCT-Datenbank notwendigen Angaben über durchgeführte Inspektionen. Ergibt die Inspektion, dass die Eignung des für die Durchführung der klinischen Prüfung in einer Prüfstelle verantwortlichen Prüfers oder die Eignung der Prüfstelle nicht gegeben sind, wird der Inspektionsbericht der für diesen Prüfer zuständigen Ethik-Kommission, bei multizentrischen klinischen Prüfungen auch der federführenden Ethik-Kommission, zur Verfügung gestellt. Auf begründetes Ersuchen wird der Inspektionsbericht auch der Europäischen Arzneimittel-Agentur und den zuständigen Behörden anderer Mitgliedstaaten der Europäischen Union zur Verfügung gestellt. Die Bewertung der vom Sponsor übermittelten Antwort zur Abstellung der Mängel und Beanstandungen obliegt der zuständigen Behörde nach einem festgelegten Verfahren.

(8) Bei Gefahr im Verzug ordnet die zuständige Behörde die sofortige Unterbrechung der Prüfung an und übermittelt diese Anordnung unverzüglich dem Sponsor und der zuständigen Bundesoberbehörde. Die zuständige Bundesoberbehörde prüft die Einleitung von Maßnahmen nach § 42a des Arzneimittelgesetzes und informiert die zuständigen Behörden über die von ihr ergriffenen Maßnahmen. Die zuständige Behörde kann, soweit erforderlich, weitere Maßnahmen nach § 69 des Arzneimittelgesetzes in eigener Zuständigkeit ergreifen.

(9) Die zuständige Behörde sowie die zuständige Bundesoberbehörde müssen über ein umfassend geplantes und korrekt geführtes Qualitätssicherungssystem verfügen, das zumindest die Organisationsstrukturen,

Verantwortlichkeiten und Verfahren beinhaltet. Das Qualitätssicherungssystem ist vollständig zu dokumentieren und seine Funktionstüchtigkeit zu überwachen. Das für die Durchführung der Inspektionen verantwortliche Personal muss in ausreichender Zahl zur Verfügung stehen und für seine Aufgaben qualifiziert sowie unabhängig und frei von kommerziellen, finanziellen oder anderen Zwängen sein, die seine Entscheidung beeinflussen können. Den mit der Überwachung beauftragten Personen soll Gelegenheit gegeben werden, regelmäßig an fachlichen Fortbildungsveranstaltungen teilzunehmen. Die Qualifikation des Personals ist zu überprüfen.

§ 16
Ordnungswidrigkeiten

Ordnungswidrig im Sinne des § 97 Abs. 2 Nr. 31 des Arzneimittelgesetzes handelt, wer vorsätzlich oder fahrlässig

1. entgegen § 12 Abs. 4 Satz 1 oder Abs. 7 oder § 13 Abs. 2 Satz 1 eine Unterrichtung nicht, nicht richtig, nicht vollständig oder nicht rechtzeitig vornimmt,

2. entgegen § 13 Abs. 3 Satz 1 eine Information nicht, nicht richtig, nicht vollständig oder nicht rechtzeitig übermittelt,

3. entgegen § 13 Abs. 6 eine Liste oder einen Bericht nicht, nicht richtig, nicht vollständig oder nicht rechtzeitig vorlegt oder

4. entgegen § 13 Abs. 7 eine Mitteilung nicht, nicht richtig, nicht vollständig oder nicht rechtzeitig macht.

§ 17
Übergangsbestimmungen

Für klinische Prüfungen von Arzneimitteln, für die vor dem 6. August 2004 die nach § 40 Abs. 1 Satz 2 des Arzneimittelgesetzes in der bis zum 6. August 2004 geltenden Fassung erforderlichen Unterlagen der für den Leiter der klinischen Prüfung zuständigen Ethik-Kommission vorgelegt worden sind, finden die Vorschriften dieser Verordnung keine Anwendung.

§ 18

Inkrafttreten

Die Verordnung tritt am zweiten Tage nach der Verkündung in Kraft.

Der Bundesrat hat zugestimmt.

Bonn, den 9. August 2004

Die Bundesministerin
für Gesundheit und Soziale Sicherung

In Vertretung
K. T. Schröder

9.10 Auszüge aus der (Muster-)Berufsordnung für die deutschen Ärztinnen und Ärzte (Stand 2004)

Gelöbnis

Für jede Ärztin und jeden Arzt gilt folgendes Gelöbnis:

»Bei meiner Aufnahme in den ärztlichen Berufsstand gelobe ich, mein Leben in den Dienst der Menschlichkeit zu stellen. Ich werde meinen Beruf mit Gewissenhaftigkeit und Würde ausüben. Die Erhaltung und Wiederherstellung der Gesundheit meiner Patientinnen und Patienten soll oberstes Gebot meines Handelns sein. Ich werde alle mir anvertrauten Geheimnisse auch über den Tod der Patientin oder des Patienten hinaus wahren. Ich werde mit allen meinen Kräften die Ehre und die edle Überlieferung des ärztlichen Berufes aufrechterhalten und bei der Ausübung meiner ärztlichen Pflichten keinen Unterschied machen, weder nach Religion, Nationalität, Rasse noch nach Parteizugehörigkeit oder sozialer Stellung. Ich werde jedem

Menschenleben von der Empfängnis an Ehrfurcht entgegenbringen und selbst unter Bedrohung meine ärztliche Kunst nicht in Widerspruch zu den Geboten der Menschlichkeit anwenden. Ich werde meinen Lehrerinnen und Lehrern sowie Kolleginnen und Kollegen die schuldige Achtung erweisen. Dies alles verspreche ich auf meine Ehre.«

A. Präambel

Die auf der Grundlage der Kammer- und Heilberufsgesetze beschlossene Berufsordnung stellt die Überzeugung der Ärzteschaft zum Verhalten von Ärztinnen und Ärzten gegenüber den Patientinnen und Patienten, den Kolleginnen und Kollegen, den anderen Partnerinnen und Partnern im Gesundheitswesen sowie zum Verhalten in der Öffentlichkeit dar. Dafür geben sich die deutschen Ärztinnen und Ärzte die nachstehende Berufsordnung. Mit der Festlegung von Berufspflichten der Ärztinnen und Ärzte dient die Berufsordnung zugleich dem Ziel, das Vertrauen zwischen Ärztinnen und Ärzten und Patientinnen und Patienten zu erhalten und zu fördern; die Qualität der ärztlichen Tätigkeit im Interesse der Gesundheit der Bevölkerung sicherzustellen; die Freiheit und das Ansehen des Arztberufes zu wahren; berufswürdiges Verhalten zu fördern und berufsunwürdiges Verhalten zu verhindern.

B. Regeln zur Berufsausübung

§ 1 Aufgaben der Ärztinnen und Ärzte

(1) Ärztinnen und Ärzte dienen der Gesundheit des einzelnen Menschen und der Bevölkerung. Der ärztliche Beruf ist kein Gewerbe. Er ist seiner Natur nach ein freier Beruf.

(2) Aufgabe der Ärztinnen und Ärzte ist es, das Leben zu erhalten, die Gesundheit zu schützen und wiederherzustellen, Leiden zu lindern, Sterbenden Beistand zu leisten und an der Erhaltung der natürlichen Lebensgrundlagen im Hinblick auf ihre Bedeutung für die Gesundheit der Menschen mitzuwirken.

§ 2 Allgemeine ärztliche Berufspflichten

(1) Ärztinnen und Ärzte üben ihren Beruf nach ihrem Gewissen, den Geboten der ärztlichen Ethik und der Menschlichkeit aus. Sie dürfen keine Grundsätze anerkennen und keine Vorschriften oder Anweisungen beachten, die mit ihren Aufgabe nicht vereinbar sind oder deren Befolgung sie nicht verantworten können.

(2) Ärztinnen und Ärzte haben ihren Beruf gewissenhaft auszuüben und dem ihnen bei ihrer Berufsausübung entgegengebrachten Vertrauen zu entsprechen.

(3) Zur gewissenhaften Berufsausübung gehören auch die Grundsätze korrekter ärztlicher Berufsausübung in Kapitel C.

(4) Ärztinnen und Ärzte dürfen hinsichtlich ihrer ärztlichen Entscheidungen keine Weisungen von Nichtärzten entgegennehmen.

(5) Ärztinnen und Ärzte sind verpflichtet, sich über die für die Berufsausübung geltenden Vorschriften unterrichtet zu halten.

(6) Unbeschadet der in den nachfolgenden Vorschriften geregelten besonderen Auskunfts- und Anzeigepflichten haben Ärztinnen und Ärzte auf Anfragen der Ärztekammer, welche diese zur Erfüllung ihrer gesetzlichen Aufgaben bei der Berufsaufsicht an die Ärztinnen und Ärzte richtet, in angemessener Frist zu antworten.

§ 3 Unvereinbarkeiten

(1) Ärztinnen und Ärzten ist neben der Ausübung ihres Berufs die Ausübung einer anderen Tätigkeit untersagt, welche mit den ethischen Grundsätzen des ärztlichen Berufs nicht vereinbar ist. Ärztinnen und Ärzten ist auch verboten, ihren Namen in Verbindung mit einer ärztlichen Berufsbezeichnung in unlauterer Weise für gewerbliche Zwecke herzugeben. Ebenso wenig dürfen sie zulassen,

dass von ihrem Namen oder vom beruflichen Ansehen der Ärztinnen und Ärzte in solcher Weise Gebrauch gemacht wird.

(2) Ärztinnen und Ärzten ist untersagt, im Zusammenhang mit der Ausübung ihrer ärztlichen Tätigkeit Waren und andere Gegenstände abzugeben oder unter ihrer Mitwirkung abgeben zu lassen sowie gewerbliche Dienstleistungen zu erbringen oder erbringen zu lassen, soweit nicht die Abgabe des Produkts oder die Dienstleistung wegen ihrer Besonderheiten notwendiger Bestandteil der ärztlichen Therapie sind.

§ 4 Fortbildung

(1) Ärztinnen und Ärzte, die ihren Beruf ausüben, sind verpflichtet, sich in dem Umfange beruflich fortzubilden, wie es zur Erhaltung und Entwicklung der zu ihrer Berufsausübung erforderlichen Fachkenntnisse notwendig ist.

(2) Auf Verlangen müssen Ärztinnen und Ärzte ihre Fortbildung nach Absatz 1 gegenüber der Ärztekammer durch ein Fortbildungszertifikat einer Ärztekammer nachweisen.

§ 5 Qualitätssicherung

Ärztinnen und Ärzte sind verpflichtet, an den von der Ärztekammer eingeführten Maßnahmen zur Sicherung der Qualität der ärztlichen Tätigkeit teilzunehmen und der Ärztekammer die hierzu erforderlichen Auskünfte zu erteilen.

§ 6 Mitteilung von unerwünschten Arzneimittelwirkungen

Ärztinnen und Ärzte sind verpflichtet, die ihnen aus ihrer ärztlichen Behandlungstätigkeit bekannt werdenden unerwünschten Arzneimittelwirkungen der Arzneimittelkommission der deutschen Ärzteschaft mitzuteilen (Fachausschuss der Bundesärztekammer).

§ 7 Behandlungsgrundsätze und Verhaltensregeln
(1) Jede medizinische Behandlung hat unter Wahrung der Menschenwürde und unter Achtung der Persönlichkeit, des Willens und der Rechte der Patientinnen und Patienten, insbesondere des Selbstbestimmungsrechts, zu erfolgen.

(2) Ärztinnen und Ärzte achten das Recht ihrer Patientinnen und Patienten, die Ärztin oder den Arzt frei zu wählen oder zu wechseln. Andererseits sind – von Notfällen oder besonderen rechtlichen Verpflichtungen abgesehen – auch Ärztinnen und Ärzte frei, eine Behandlung abzulehnen.
Den begründeten Wunsch der Patientin oder des Patienten, eine weitere Ärztin oder einen weiteren Arzt zuzuziehen oder einer anderen Ärztin oder einem anderen Arzt überwiesen zu werden, soll die behandelnde Ärztin oder der behandelnde Arzt in der Regel nicht ablehnen.

(3) Ärztinnen und Ärzte dürfen individuelle ärztliche Behandlung, insbesondere auch Beratung, weder ausschließlich brieflich noch in Zeitungen oder Zeitschriften noch ausschließlich über Kommunikationsmedien oder Computerkommunikationsnetze durchführen.

(4) Angehörige von Patientinnen und Patienten und andere Personen dürfen bei der Untersuchung und Behandlung anwesend sein, wenn die verantwortliche Ärztin oder der verantwortliche Arzt und die Patientin oder der Patient zustimmen.

§ 8 Aufklärungspflicht
Zur Behandlung bedürfen Ärztinnen und Ärzte der Einwilligung der Patientin oder des Patienten. Der Einwilligung hat grundsätzlich die erforderliche Aufklärung im persönlichen Gespräch vorauszugehen.

§ 9 Schweigepflicht
(1) Ärztinnen und Ärzte haben über das, was ihnen in ihrer Eigenschaft als Ärztin oder Arzt anvertraut oder bekannt geworden ist – auch über den Tod der Patientin oder des

Patienten hinaus – zu schweigen. Dazu gehören auch schriftliche Mitteilungen der Patientin oder des Patienten, Aufzeichnungen über Patientinnen und Patienten, Röntgenaufnahmen und sonstige Untersuchungsbefunde.

(2) Ärztinnen und Ärzte sind zur Offenbarung befugt, soweit sie von der Schweigepflicht entbunden worden sind oder soweit die Offenbarung zum Schutze eines höherwertigen Rechtsgutes erforderlich ist. Gesetzliche Aussage- und Anzeigepflichten bleiben unberührt. Soweit gesetzliche Vorschriften die Schweigepflicht der Ärztin oder des Arztes einschränken, soll die Ärztin oder der Arzt die Patientin oder den Patienten darüber unterrichten.

(3) Ärztinnen und Ärzte haben ihre Mitarbeiterinnen und Mitarbeiter und die Personen, die zur Vorbereitung auf den Beruf an der ärztlichen Tätigkeit teilnehmen, über die gesetzliche Pflicht zur Verschwiegenheit zu belehren und dies schriftlich festzuhalten.

(4) Wenn mehrere Ärztinnen und Ärzte gleichzeitig oder nacheinander dieselbe Patientin oder denselben Patienten untersuchen oder behandeln, so sind sie untereinander von der Schweigepflicht insoweit befreit, als das Einverständnis der Patientin oder des Patienten vorliegt oder anzunehmen ist.

§ 10 Dokumentationspflicht

(1) Ärztinnen und Ärzte haben über die in Ausübung ihres Berufes gemachten Feststellungen und getroffenen Maßnahmen die erforderlichen Aufzeichnungen zu machen. Diese sind nicht nur Gedächtnisstützen für die Ärztin oder den Arzt, sie dienen auch dem Interesse der Patientin oder des Patienten an einer ordnungsgemäßen Dokumentation.

(2) Ärztinnen und Ärzte haben Patientinnen und Patienten auf deren Verlangen grundsätzlich in die sie betreffenden Krankenunterlagen Einsicht zu gewähren; ausgenommen sind diejenigen Teile, welche subjektive Eindrücke oder

Wahrnehmungen der Ärztin oder des Arztes enthalten. Auf Verlangen sind der Patientin oder dem Patienten Kopien der Unterlagen gegen Erstattung der Kosten herauszugeben.

(3) Ärztliche Aufzeichnungen sind für die Dauer von zehn Jahren nach Abschluss der Behandlung aufzubewahren, soweit nicht nach gesetzlichen Vorschriften eine längere Aufbewahrungspflicht besteht.

(4) Nach Aufgabe der Praxis haben Ärztinnen und Ärzte ihre ärztlichen Aufzeichnungen und Untersuchungsbefunde gemäß Absatz 3 aufzubewahren oder dafür Sorge zu tragen, dass sie in gehörige Obhut gegeben werden. Ärztinnen und Ärzte, denen bei einer Praxisaufgabe oder Praxisübergabe ärztliche Aufzeichnungen über Patientinnen und Patienten in Obhut gegeben werden, müssen diese Aufzeichnungen unter Verschluss halten und dürfen sie nur mit Einwilligung der Patientin oder des Patienten einsehen oder weitergeben.

(5) Aufzeichnungen auf elektronischen Datenträgern oder anderen Speichermedien bedürfen besonderer Sicherungs- und Schutzmaßnahmen, um deren Veränderung, Vernichtung oder unrechtmäßige Verwendung zu verhindern. Ärztinnen und Ärzte haben hierbei die Empfehlungen der Ärztekammer zu beachten.

§ 11 Ärztliche Untersuchungs- und Behandlungsmethoden

(1) Mit Übernahme der Behandlung verpflichten sich Ärztinnen und Ärzte den Patientinnen und Patienten gegenüber zur gewissenhaften Versorgung mit geeigneten Untersuchungs- und Behandlungsmethoden.

(2) Der ärztliche Berufsauftrag verbietet es, diagnostische oder therapeutische Methoden unter missbräuchlicher Ausnutzung des Vertrauens, der Unwissenheit, der Leichtgläubigkeit oder der Hilflosigkeit von Patientinnen und

Patienten anzuwenden. Unzulässig ist es auch, Heilerfolge, insbesondere bei nicht heilbaren Krankheiten, als gewiss zuzusichern.

§ 12 Honorar und Vergütungsabsprachen

(1) Die Honorarforderung muss angemessen sein. Für die Bemessung ist die Amtliche Gebührenordnung (GOÄ) die Grundlage, soweit nicht andere gesetzliche Vergütungsregelungen gelten. Ärztinnen und Ärzte dürfen die Sätze nach der GOÄ nicht in unlauterer Weise unterschreiten. Bei Abschluss einer Honorarvereinbarung haben Ärztinnen und Ärzte auf die Einkommens- und Vermögensverhältnisse der oder des Zahlungspflichtigen Rücksicht zu nehmen.

(2) Ärztinnen und Ärzte können Verwandten, Kolleginnen und Kollegen, deren Angehörigen und mittellosen Patientinnen und Patienten das Honorar ganz oder teilweise erlassen.

(3) Auf Antrag eines Beteiligten gibt die Ärztekammer eine gutachterliche Äußerung über die Angemessenheit der Honorarforderung ab.

§ 13 Besondere medizinische Verfahren

(1) Bei speziellen medizinischen Maßnahmen oder Verfahren, die ethische Probleme aufwerfen und zu denen die Ärztekammer Empfehlungen zur Indikationsstellung und zur Ausführung festgelegt hat, haben Ärztinnen und Ärzte die Empfehlungen zu beachten.

(2) Soweit es die Ärztekammer verlangt, haben Ärztinnen und Ärzte die Anwendung solcher Maßnahmen oder Verfahren der Ärztekammer anzuzeigen.

(3) Vor Aufnahme entsprechender Tätigkeiten haben Ärztinnen und Ärzte auf Verlangen der Ärztekammer den Nachweis zu führen, dass die persönlichen und

sachlichen Voraussetzungen entsprechend den Empfehlungen erfüllt werden.

§ 14 Erhaltung des ungeborenen Lebens und Schwangerschaftsabbruch

(1) Ärztinnen und Ärzte sind grundsätzlich verpflichtet, das ungeborene Leben zu erhalten. Der Schwangerschaftsabbruch unterliegt den gesetzlichen Bestimmungen. Ärztinnen und Ärzte können nicht gezwungen werden, einen Schwangerschaftsabbruch vorzunehmen oder ihn zu unterlassen.

(2) Ärztinnen und Ärzte, die einen Schwangerschaftsabbruch durchführen oder eine Fehlgeburt betreuen, haben dafür Sorge zu tragen, dass die tote Leibesfrucht keiner missbräuchlichen Verwendung zugeführt wird.

§ 15 Forschung

(1) Ärztinnen und Ärzte müssen sich vor der Durchführung biomedizinischer Forschung am Menschen – ausgenommen bei ausschließlich epidemiologischen Forschungsvorhaben – durch eine bei der Ärztekammer oder bei einer Medizinischen Fakultät gebildeten Ethik-Kommission über die mit seinem Vorhaben verbundenen berufsethischen und berufsrechtlichen Fragen beraten lassen. Dasselbe gilt vor der Durchführung gesetzlich zugelassener Forschung mit vitalen menschlichen Gameten und lebendem embryonalem Gewebe.

(2) Zum Zwecke der wissenschaftlichen Forschung und Lehre dürfen der Schweigepflicht unterliegende Tatsachen und Befunde grundsätzlich nur soweit offenbart werden, als dabei die Anonymität der Patientin oder des Patienten gesichert ist oder diese oder dieser ausdrücklich zustimmt.

(3) In Publikationen von Forschungsergebnissen sind die Beziehungen der Ärztin oder des Arztes zum Auftraggeber und dessen Interessen offenzulegen.

(4) Ärztinnen und Ärzte beachten bei der Forschung am Menschen die in der Deklaration von Helsinki des Weltärztebundes niedergelegten ethischen Grundsätze für die medizinische Forschung am Menschen.

§ 16 Beistand für Sterbende

Ärztinnen und Ärzte dürfen – unter Vorrang des Willens der Patientin oder des Patienten – auf lebensverlängernde Maßnahmen nur verzichten und sich auf die Linderung der Beschwerden beschränken, wenn ein Hinausschieben des unvermeidbaren Todes für die sterbende Person lediglich eine unzumutbare Verlängerung des Leidens bedeuten würde.
Ärztinnen und Ärzte dürfen das Leben der oder des Sterbenden nicht aktiv verkürzen. Sie dürfen weder ihr eigenes noch das Interesse Dritter über das Wohl der Patientin oder des Patienten stellen.

§ 23 c Beteiligung von Ärztinnen und Ärzten an sonstigen Partnerschaften

Ärztinnen und Ärzten ist es gestattet, in Partnerschaften gemäß § 1 Absatz 1 und Absatz 2 PartGG mit Angehörigen anderer Berufe als den in § 23 b beschriebenen zusammenzuarbeiten, wenn sie in der Partnerschaft nicht die Heilkunde am Menschen ausüben. Der Eintritt in eine solche Partnerschaftsgesellschaft ist der Ärztekammer anzuzeigen.

§ 24 Verträge über ärztliche Tätigkeit

Ärztinnen und Ärzte sollen alle Verträge über ihre ärztliche Tätigkeit vor ihrem Abschluss der Ärztekammer vorlegen, damit geprüft werden kann, ob die beruflichen Belange gewahrt sind.

§ 30 Zusammenarbeit von Ärztinnen und Ärzten mit Dritten

(1) Die nachstehenden Vorschriften dienen dem Patientenschutz durch Wahrung der ärztlichen Unabhängigkeit gegenüber Dritten.

(2) Ärztinnen und Ärzte ist es nicht gestattet, zusammen mit Personen, die weder Ärztinnen oder Ärzte sind, noch zu ihren berufsmäßig tätigen Mitarbeiterinnen und Mitarbeitern gehören, zu untersuchen oder zu behandeln. Dies gilt nicht für Personen, welche sich in der Ausbildung zum ärztlichen Beruf oder zu einem medizinischen Assistenzberuf befinden.

(3) Die Zusammenarbeit mit Angehörigen anderer Gesundheitsberufe ist zulässig, wenn die Verantwortungsbereiche der Ärztin oder des Arztes und des Angehörigen des Gesundheitsberufs klar erkennbar voneinander getrennt bleiben.

§ 31 Unerlaubte Zuweisung von Patientinnen und Patienten gegen Entgelt

Ärztinnen und Ärzten ist es nicht gestattet, für die Zuweisung von Patientinnen und Patienten oder Untersuchungsmaterial ein Entgelt oder andere Vorteile sich versprechen oder gewähren zu lassen oder selbst zu versprechen oder zu gewähren.

§ 32 Annahme von Geschenken und anderen Vorteilen

Ärztinnen und Ärzten ist es nicht gestattet, von Patientinnen und Patienten oder anderen Geschenke oder andere Vorteile für sich oder Dritte zu fordern, sich oder Dritten versprechen zu lassen oder anzunehmen, wenn hierdurch der Eindruck erweckt wird, dass die Unabhängigkeit der ärztlichen Entscheidung beeinflusst wird. Eine Beeinflussung liegt dann nicht vor, wenn der Wert des Geschenkes oder des anderen Vorteils geringfügig ist.

§ 33 Ärzteschaft und Industrie

(1) Soweit Ärztinnen und Ärzte Leistungen für die Hersteller von Arznei-, Heil- und Hilfsmitteln oder Medizinprodukten erbringen (z.B. bei der Entwicklung, Erprobung und Begutachtung), muss die hierfür bestimmte Vergütung der erbrachten Leistung entsprechen.

Die Verträge über die Zusammenarbeit sind schriftlich abzuschließen und sollen der Ärztekammer vorgelegt werden.

(2) Die Annahme von Werbegaben oder anderen Vorteilen ist untersagt, sofern der Wert nicht geringfügig ist.

(3) Ärztinnen und Ärzten ist es nicht gestattet, für den Bezug der in Absatz 1 genannten Produkte, Geschenke oder andere Vorteile für sich oder einen Dritten zu fordern. Diese dürfen sie auch nicht sich oder Dritten versprechen lassen oder annehmen, es sei denn, der Wert ist geringfügig.

(4) Die Annahme von geldwerten Vorteilen in angemessener Höhe für die Teilnahme an wissenschaftlichen Fortbildungsveranstaltungen ist nicht berufswidrig.
Der Vorteil ist unangemessen, wenn er die Kosten der Teilnahme (notwendige Reisekosten, Tagungsgebühren) der Ärztin oder des Arztes an der Fortbildungsveranstaltung übersteigt oder der Zweck der Fortbildung nicht im Vordergrund steht. Satz 1 und 2 gelten für berufsbezogene Informationsveranstaltungen von Herstellern entsprechend.

§ 34 Verordnungen, Empfehlungen und Begutachtung von Arznei-, Heil- und Hilfsmitteln

(1) Ärztinnen und Ärzten ist es nicht gestattet, für die Verordnung von Arznei-, Heil- und Hilfsmitteln oder Medizinprodukten eine Vergütung oder andere Vorteile für sich oder Dritte zu fordern, sich oder Dritten versprechen zu lassen oder anzunehmen.

(2) Ärztinnen und Ärzten dürfen Ärztemuster nicht gegen Entgelt weitergeben.

(3) Ärztinnen und Ärzten ist es nicht gestattet, über Arznei-, Heil- und Hilfsmittel, Körperpflegemittel oder ähnliche Waren Werbevorträge zu halten oder zur Werbung bestimmte Gutachten zu erstellen.

(4) Ärztinnen und Ärzte dürfen einer missbräuchlichen Anwendung ihrer Verschreibung keinen Vorschub leisten.

(5) Ärztinnen und Ärzten ist nicht gestattet, Patientinnen oder Patienten ohne hinreichenden Grund an bestimmte Apotheken, Geschäfte oder Anbieter von gesundheitlichen Leistungen zu verweisen.

§ 35 Fortbildungsveranstaltungen und Sponsoring
Werden Art, Inhalt und Präsentation von Fortbildungsveranstaltungen allein von einem ärztlichen Veranstalter bestimmt, so ist die Annahme von Beiträgen Dritter (Sponsoring) für Veranstaltungskosten in angemessenem Umfang erlaubt. Beziehungen zum Sponsor sind bei der Ankündigung und Durchführung offen darzulegen.

10 Fragen und Antworten

1. Eine randomisierte Studie ist:
a) immer doppelblind
b) nur sinnvoll, wenn stratifiziert wird
c) immer nach Phase-I- und -II-Studien durchzuführen
d) bezüglich der Sicherheit ähnlich wie Anwendungsbeobachtungen
e) immer prospektiv

2. Non-Compliance ist:
a) Mobbing am Arbeitsplatz
b) fehlendes Votum der Ethikkommission
c) Ablehnung oder Nicht-Verfolgen einer ärztliches Therapieempfehlung seitens des Patienten
d) eine unerwünschte Nebenwirkung
e) immer zu vermeiden

3. Eine Phase-I-Studie:
a) soll die maximal tolerable Dosis definieren
b) soll Wirksamkeit belegen
c) ist nur bei Chemotherapieverfahren möglich
d) ist nie randomisiert möglich
e) ist auch als Anwendungsbeobachtung durchführbar

4. Eine Phase-II-Studie:
a) soll die maximal tolerable Dosis definieren
b) soll Wirksamkeitshinweise liefern
c) ist nur bei Chemotherapieverfahren möglich
d) ist nie randomisiert möglich
e) ist auch als Anwendungsbeobachtung durchführbar

5. Eine Phase-III-Studie
a) soll die maximal tolerable Dosis definieren
b) soll Wirksamkeit belegen
c) ist nur bei Chemotherapieverfahren möglich
d) ist nie randomisiert möglich
e) ist auch als Anwendungsbeobachtung durchführbar

6. Wer ist im Falle einer geplanten Arzneimittelprüfung um seine Zustimmung zu ersuchen?

a) Das Bundesinstitut für Arzneimittel und Medizinprodukte (BfArM)
b) Die Ethikkommission
c) Das Bundesamt für Strahlenschutz
d) Der Datenschutzbeauftragte

7. Wer ist bei einer klinischen Prüfung mit einwilligungsfähigen Minderjährigen um seine/ihre Einwilligung zu bitten?

a) Die Großmutter
b) Der/die Minderjährige
c) Die sorgeberechtigte Mutter
d) Der sorgeberechtigte Vater

8. Was ist eine pharmakologisch-toxikologische Prüfung?

a) Klinische Prüfung der Verträglichkeit eines Arzneimittels
b) Vorklinische Prüfung des Arzneimittels im Tierversuch
c) Feststellung von Toxizitäten bei Chemotherapieverfahren

9. Wer ist nach zukünftigem Recht bei welcher Ethikkommission im Falle multizentrischer klinischer Prüfung von Arzneimitteln antragsbefugt?

a) Der lokale Prüfarzt bei der für ihn am Prüfort zuständigen Ethikkommission
b) Der Leiter der klinischen Prüfung bei der für ihn zuständigen Ethikkommission
c) Der Sponsor bei der für den Leiter der klinischen Prüfung zuständigen Ethikkommission

10. Wie sind die klinischen Daten von Forschungsteilnehmern zu verschlüsseln?

a) Initialien, Geburtsdatum und Geschlecht
b) Initialien, Alter und Geschlecht
c) Barcode
d) Randomisierungsnummer, Alter und Geschlecht

11. Dokumentationen in der medizinischen Forschung sind so zu führen, dass die Forschungsergebnisse folgende Kriterien erfüllen (Mehrfachauswahl):
a) Nachvollziehbarkeit (Reliabilität)
b) Schlüssigkeit (Konjunktivität)
c) Übereinstimmung mit der Wirklichkeit (Validität)
d) Beobachterunabhängigkeit (Objektivität)
e) Wettbewerbsfähigkeit (Kompetitivität)
f) Zentrumsbezogenheit (Spezifität)

12. Standardisierte Studiendokumentationen enthalten (Mehrfachauswahl):
a) einheitlich strukturierte Datensätze
b) nach Auswertungsziel ausgewählte qualitative Merkmale
c) nach Auswertungsziel ausgewählte quantitative Merkmale
d) stets den Namen des Patienten

13. Anleitungen zum Führen standardisierter Dokumentationen enthalten (Mehrfachauswahl):
a) Merkmalskatalog
b) qualitative Merkmale mit Skalen
c) qualitative Merkmale mit Verweis auf Schlüsselsysteme
d) Erhebungsbedingungen
e) keine Angabe der Ein- und Ausschlusskriterien der Merkmalsträger (Datenschutz)
f) Ein- und Ausschlusskriterien der Merkmalsträger

14. Inhalte einer Studiendokumentation sind unter anderem (Mehrfachauswahl):
a) Diagnose, ggf. Begleitdiagnosen
b) Vortherapie
c) vollständige Patientenakten (Datensicherheit)
d) Laborwerte
e) UE (unerwünschte Ereignisse)
f) EE (erwünschte Ereignisse)

15. Vorteile der elektronischen Studiendokumentation sind (Mehrfachauswahl):
a) Ein- und Ausschlusskriterien können unbeachtet bleiben
b) Beschleunigung des Studienverlaufs
c) Verbesserung der Studienqualität
d) vollständiger Patientenname wird automatisiert mit übermittelt (Zeitersparnis)
e) Verbesserung der Datenqualität
f) zeitnahe Verfügbarkeit für Interimsanalysen

16. Wodurch weist ein Prüfarzt seine fachliche Eignung nach?
a) Curriculum vitae
b) Approbation
c) Anzahl behandelter Patienten
d) Dauer des Studiums
e) Anzahl wissenschaftlicher Veröffentlichungen

17. Was ist bei einem schweren unerwünschten Ereignis (SUE) zu beachten?
a) Ein SUE hat keine besondere Bedeutung
b) Ein SUE wird wie ein unerwünschtes Ereignis in den Prüfbögen dokumentiert
c) Ein SUE muss innerhalb von 24 Stunden nach Bekanntwerden gemeldet werden
d) Ein SUE muss jedem an der Prüfung beteiligten Prüfarzt sofort gemeldet werden
e) Ein SUE führt automatisch zum Ausschluss des Patienten aus der Studie

18. Ein Audit dient:
a) der Vorbereitung eines Studientreffens
b) der Qualitätssicherung der Studie
c) der Organisation der Studie
d) der Meldung von schweren unerwünschten Ereignissen (SUEs)
e) dem Datenschutzgesetz

19. Was muss vor dem Einschluss des ersten Patienten in die Studie im Zentrum vorliegen?

a) Termin für das nächste Studientreffen
b) Liste mit Patienten, die in die Studie eingeschlossen werden sollen
c) Alle Studienmaterialien für die gesamte Dauer der Studie
d) Eine Patientenaufklärung gemäß Arzneimittelgesetz
e) Dokumentationsbögen (CRFs), bei denen die Ein- und Ausschlusskriterien bereits dokumentiert sind

20. Was ist die Aufgabe des Monitors?

a) Sicherstellen der Kommunikation zwischen Prüfer und Sponsor
b) Dokumentation der Studie im Prüfzentrum
c) Patientenaufklärung vor Studieneinschluss
d) Meldung von unerwünschten Ereignissen
e) Terminvereinbarung mit den Patienten

21. Welche Paragraphen regeln im Arzneimittelgesetz den Schutz des Menschen bei klinischen Prüfungen?

a) Paragraphen 1 bis 2
b) Paragraphen 40 bis 42.
c) Paragraphen 101 bis 102
d) Paragraphen 97 bis 99

22. Benennen Sie bitte die zwei Bundesoberbehörden in Deutschland, bei denen klinische Prüfungen vor Studienbeginn vorgelegt werden müssen:

a) BfArM (Bundesinstitut für Arzneimittel und Medizinprodukte) bzw. PEI (Paul-Ehrlich-Institut)
b) PEI und Ethikkommission der Landesärztekammer
c) BfArM und Regierungspräsidium
d) Regierungspräsidium und Ethikkommission der Landesärztekammer

23. Bitte kreuzen Sie bei den folgenden Aussagen die richtige an.
a) Die Anwendung der »guten klinischen Praxis« bei der Durchführung von klinischen Studien (Good Clinical Practice, GCP) bekommt mit der 12. AMG-Novelle Empfehlungscharakter, d.h. Good Clinical Practice sollte angewendet werden, muss aber nicht.
b) Das Arzneimittelgesetz gilt als wichtigstes Dokument ärztlicher Standesauffassung.
c) Durch die EU-Direktive 2001/20/EG soll es zu einer Harmonisierung der Anforderungen an klinische Prüfungen in den einzelnen Mitgliedstaaten in der Europäischen Union kommen.

24. Was sind Standard Operating Procedures (SOPs)?
a) Spezielle onkologische Richtlinien für die Durchführung einer klinischen Studie
b) Teil des Arneimittelgesetzes
c) Standardisierte Richtlinien zur Durchführung einer Studie nach der »guten klinischen Praxis«, GCP

25. Zu den Aufgaben einer Study Nurse gehört?
a) Betreuung der Patienten im Hinblick auf Terminvereinbarung, Medikationsanforderung etc.
b) Durchführung aller notwendigen Untersuchungen am Patienten
c) Verantwortung für die Studie

26. Eine Studie kann der Ethikkommission auch ohne Studienprotokoll vorgelegt werden?
a) ja
b) nein

27. Sollte das Studienprotokoll nach Richtlinien der Good Clinical Practice verfasst werden?
a) ja
b) nein
c) nur wenn die Ethikkommission es fordert

28. Darf die Study Nurse in Vertretung des Prüfarztes Patientenaufklärungsgespräche durchführen?

a) Ja, nach vorherigen Supervisionen durch Arzt und nur für bestimmte Indikationen
b) Ja, alle Gespräche, die notwendig sind ohne ärztliche Kontrolle
c) Nein, überhaupt nicht
d) Nur in Zusammenarbeit und in Beisein des Prüfarztes

Lösungen

1. e
2. c
3. a
4. b
5. b
6. b
7. b, c, d
8. b
9. c
10. c und/oder d
11. a, c, d
12. a, b, c
13. a, b, c, d, f
14. a, b, d, e
15. b, c, e, f
16. a
17. c
18. b
19. d
20. a
21. b
22. a
23. c
24. c
25. a
26. b
27. a
28. c

Literaturverzeichnis

Aaronson N, Visser-Pol E, Leenhouts GH et al. Telephone-based nursing intervention improves the effectiveness of the informed consent process in cancer clinical trials. J Clin Oncol 1996; 14: 984–96.
Albrecht TL, Blanchard C, Ruckdeschel JC et al. Strategic physician communication and oncology clinical trials. J Clin Oncol 1999; 17: 3324–32.
Aulbert E. Die Aufklärung des Krebskranken und seiner Angehörigen. In: Aulbert E (Hrsg). Bewältigungshilfen für den Krebskranken. Stuttgart, New York: Thieme 1993.
Baile WF, Buckman R, Lenzi R et al. SPIKES – a six step protocol for delivering bad news: Application to the patient with cancer. Oncologist 2000; 5: 302–11.
Beutel U. Bewältigungsprozesse bei chronischen Erkrankungen. In: Koch U (Hrsg). Psychologie in der Medizin. Weinheim: edition medizin 1988; 101–45, 245–50.
Blau JN. Time to let the patient speak. Br Med J 1989; 289: 39.
Blichert-Toft M, Mouridsen H, Andersen KW. Clinical trials. Semin Surg Oncol 1996; 12: 32–8.
Boyd KM. Helping future doctors learn how to break bad news. In: Association for Medical Education in Europe (ed). Occasional Paper No.2. Dundee, UK: AMEE, Centre for Medical Education 1997; 11–6.
Brown R, Dunn S, Butow P. Meeting patient expectations in the cancer consultation. Ann Oncol 1997; 8: 877–82.
Bund der Pharmazeutischen Industrie (BPI). Durchführung von klinischen Arzneimittelprüfungen in der Bundesrepublik Deutschland. Aulendorf: editio Cantor 1993.
Carnes JW, Brownlee HJ. The disclosure of the diagnosis of cancer. Med Clin North Am 1996; 80: 145–51.
Cassell EJ. Talking with patients. I. The theory of doctor-patient communication. Cambridge: MIT Press 1985.
Chassany O, Duracinsky M. Ethics and clinical trials. Fundam Clin Pharmacol 1999; 13: 437–44.
Cheng J, Hitt J, Koczwara B et al. Impact of quality of life on patient expectations regarding phase I clinical trials. J Clin Oncol 2000; 18: 421–8.

Clopper and Pearson. Biometrika 26:404-413, 1934.
Cockburn J, Redman S, Kricker A. Should women take part in clinical trials in breast cancer? Issues and some solutions. J Clin Oncol 1998; 16: 354–62.
Cofer CN. Motivation und Emotion. München: Juventa 1975.
Corell W. Motivation und Überzeugung in Führung und Verkauf. Landsberg: MVG 1997.
Crohns C, Kahlert S, Untch M et al. Adjuvante Therapie des Mammakarzinoms in Deutschland - Ergebnisse einer Umfrage an 349 gynäkologischen Abteilungen. Geburtsh Frauenheilk 2000; Abstract P2.07.32.
Detmar SB, Aaronson NK, Wever LD et al. How are you feeling? Who wants to know? Patients' and oncologists' preferences for discussing health-related quality-of-life issues. J Clin Oncol 2000; 18: 3295-301.
Ditz S. Der Umgang mit der Wahrheit in der gynäkologischen Onkologie. In: Neises M, Ditz S (Hrsg). Psychosomatische Grundversorgung in der Frauenheilkunde. Stuttgart: Thieme 2000; 137–41.
Dougherty C, Ratain MJ, Grochowsky E et al. Perceptions of cancer patients and their physicians involved in phase I trials. J Clin Oncol 1995; 13: 1062–72.
du Bois A, Pfisterer J, Kellermann L, et al. Die Therapie des fortgeschrittenen Ovarialkarzinoms in Deutschland: Welchen Einfluss hat die Teilnahme an klinischen Studien? Geburtsh Frauenheilkd 2001; 61: 863-871
EU-Direktive, Richtlinie 2000 des Europäischen Parlaments und des Rates zur Angleichung der Rechts- und Verwaltungsvorschriften der Mitgliedstaaten über die Anwendung der Guten Klinischen Praxis bei der Durchführung von klinischen Prüfungen mit Humanarzneimitteln.
Emanuel EJ, Schnipper LE, Kamin DY et al. The costs of conducting clinical research. J Clin Oncol. 2003; 15: 4145-50
Fallowfield LJ. Things to consider when teaching doctors how to deliver good, bad and sad news. In: Association for Medical Education in Europe (ed). Occasional Paper No.2, Teaching and Learning about how to break bad news. Dundee, UK: AMEE, Centre for Medical Education 1997; 4–10.

Fallowfield LJ, Jenkins V, Farewell V et al. Efficacy of a Cancer Research UK communication skills training model for oncologists: a randomised controlled trial. Lancet 2002; 359: 650–6.

Fischer A, Weblus J. Stellenwert funktionaler Musik während der Chemotherapie bei Patientinnen mit gynäkologischen Malignomen. Berlin: Inaugural-Dissertation, unveröffentlicht.

Fisher B, Britten N. Patient access to records: Expectations of hospital doctors and experiences of cancer patients; Br J Gen Pract 1993; 43: 52–6.

Geisler L. Arzt und Patient – Begegnung im Gespräch. Wirklichkeit und Wege. 3. Aufl. Frankfurt: Pharma-Verlag 1992.

Gnant M. Impact of participation in randomized clinical trials on survival of women with early-stage breast cancer – an analysis of 7985 patients. Proc Am Soc Oncol 2000; 19: 287.

Gotthardt JM. Die Bezeichnung »schwieriger« Patient aus der Sicht des Pflegepersonals. Freiburg: Inaugural-Dissertation 1977.

Groves JE. Taking care of the hateful patient. N Engl J Med 1978; 298: 883–7.

Hawighorst-Knapstein S. Operative Gynäkologie. In: Neises M, Ditz S (Hrsg). Psychosomatische Grundversorgung in der Frauenheilkunde. Stuttgart: Thieme 2000; 74–84.

Heilmann K. Arzneimittelsicherheit. Die Rolle des Patienten. Köln: DÄV 1988.

Heim E. Die Krankheitsbewältigung. In: Heim E, Willi J (Hrsg). Psychosoziale Medizin, Bd.2. Berlin, Heidelberg: Springer 1986; 364–90.

Heuer HO, Heuer S, Lennecke K. Compliance in der Arzneimitteltherapie, von der Non-Compliance zur pharmazeutischen Kooperation. Stuttgart: Wissenschaftliche Verlagsgesellschaft 1999.

Holland JC. Giving bad news. Is there a kinder, gentler way? Editorial. Cancer 1999; 86: 738–40.

Inoue Y. Role of nurses in offering informed consent to clinical trials for advanced lung cancer. Jap J Lung Cancer. 2000; 40: 719–23.

Internationale Kommission für Harmonisierung (ICH). Harmonised Tripartite Guideline for Good Clinical Practice. Richmond: Bookwood Medical Publications 1996.

Jenkins V, Fallowfield L. Reasons for accepting or declining to participate in randomized clinical trials for cancer therapy. Br J Cancer 2000; 82: 1783–8.

Jenkins V, Fallowfield LJ, Souhami A et al. How do doctors explain randomised clinical trials to their patients? Eur J Cancer. 1999; 35: 1187–93.

Kappauf HW. Aufklärung und Hoffnung – Ein Widerspruch? Palliativmedizin 2001; 2: 47–51.

Keller M, Mueller E. Aufklärung und Information von Tumorpatienten. In: Margulies A et al. (Hrsg). Onkologische Krankenpflege. Berlin: Springer 1994.

Klapp C, Ortwein O, Sehouli J. Breaking Bad News, die ärztliche Kunst, schlechte Nachrichten (gut) zu überbringen. In: David M et al. (Hrsg). Psychosomatik in Gynäkologie und Geburtshilfe. Gießen: edition psychosozial 2004 (im Druck),

Köhle K, Simos C, Kubanek B. Zum Umgang mit unheilbar Kranken. In: von Uexküll T (Hrsg). Psychosomatische Medizin. München: Urban & Schwarzenberg 1986.

Kuhlmann M, Pisters A. Der Umgang mit der onkologischen Patientin in der Klinik. In: Neises M, Ditz S (Hrsg). Psychosomatische Grundversorgung in der Frauenheilkunde. Stuttgart: Thieme 2000; 142–5.

Llewellyn T, Thiel EC, Sem FWC et al. Presenting clinical trial information: A comparison of methods. Patient Educ Couns 1995; 25: 97–107.

Lynoe N, Sandlund M, Dahlqvist G et al. Informed consent: study of quality of information given to participants in a clinical trial; Br Med J 1991; 303: 610–3.

Maguire P. Improving communication with cancer patients. Eur J Cancer 1999a; 35: 2058–65.

Maguire P. Breaking bad news: explaining cancer diagnosis and prognosis. Med J Aust 1999b; 171: 288–9.
Meerwein, F. Einführung in die Psycho-Onkologie. Bern, Stuttgart, Wien: Hans Huber 1981.
Nair MG, Hickok JT, Roscoe JA et al. Sources of information used by patients to learn about chemotherapy side effects. J Cancer Educ 2000; 15: 19–22.
Oken D. What to tell cancer patients: a study of medical attitudes. J Am Med Ass 1961; 175: 1120–8.
Olver I, Buchanan L, Laidlaw C et al. The adequacy of consent forms for informing patients entering oncological clinical trials. Ann Oncol 1995; 6: 867–70.
Owens NJ, Larat EP, Fretwell MD. Improving compliance in the older patient. In: Cramer JA, Spilker B (eds). Compliance in Medical Practice and Clinical Trials. New York: Raven Press 1991; 323–33.
Paepke S, Schmieta D, Hüttner C et al. Therapie von Frauen mit gynäkologischen Krebserkrankungen unter Studienbedingungen – eine Untersuchung zu motivationspsychologischen Aspekten der Studienteilnahme, Compliance und Lebensqualität. Archi Gynecol Obstet 2002; 267 (Suppl 1) Abstract #PB 03.03 :58.
Podell RM, Gary LR. Compliance: a problem in medical management. Am Fam Physician 1976; 13: 74–80.
Ruckdeschel JC, Albrecht TL, Blanchard C et al. Communication, accrual to clinical trials, and the physician-patient relationship: Implication for training programs. J Cancer Educ 1996; 11: 73–9.
Sackett DL, Snow JC. The magnitude of compliance and non-compliance In: Haynes RBV et al. (eds). Compliance in Health Care. Baltimore: Johns Hopkins University Press 1979; 11–45.
Schain W. Barriers to clinical trials. Part II: Knowledge and attitudes of potential participants. Cancer 1994; 74 (Suppl 9): 2666–71.
Schmieta D. Charakterierung von Studienpatientinnen. Berlin: Inaugural-Dissertation, unveröffentlicht.

Schuth W. Subjektive Ätiologievorstellungen gynäkologischer Patientinnen und ihr Schicksal in der Arzt-Patient-Beziehung. In: Frick-Bruder V, Kentenich H, Scheele M (Hrsg). Psychosomatische Gynäkologie und Geburtshilfe. Gießen: edition psychosozial 1995; 137–42.

Schutta K, Burnett CB. Factors that influence a patient's decision to participate in a phase I cancer clinical trial. Oncol Nurs Forum 2000; 27: 1435–8.

Sehouli J. Postoperative Nutzung unkonventioneller Krebstherapien (UKT) bei Patientinnen mit gynäkologischen Malignomen. Hamburg: Verlag für wissenschaftliche Publikationen 1998.

Sehouli J. Neues Arzt-Patienten-Verhältnis. In: Bergemann E, Sehouli J, Sommer R, Lichtenegger W (Hrsg). Selbsthilfe Krebs. Wege zur standardisierten Selbsthilfe. Berlin: akademos Wissenschaftsverlag 2001; 54–64 und 76–82.

Sehouli J, Lichtenegger W. (a) »Neues Arzt-Patienten-Verhältnis« – Gemeinsame Wege in der Krebsforschung. In: Bergemann E, Sehouli J, Lichtenegger W (Hrsg). Krebsmedizin 2000 – Perspektiven. Berlin: Walter de Gruyter 2000.

Sehouli J, Lichtenegger W. (b) Eierstockkrebs. Ratgeber für Patientinnen und Angehörige. Berlin: Akademos 2002.

Sehouli J, David M, Kaufmann B et al. (c) Unkonventionelle Methoden in der Krebsmedizin – Postoperative Nutzung durch Patientinnen mit gynäkologischen Malignomen. Geburtshilfe Frauenheilkd 2000; 60: 147–54.

Sehouli J, Lehmacher W, Mirz R et al. (d) »Wie empfinden Patientinnen mit metastasiertem Mammakarzinom ihre Therapie?« Ergebnisse einer Patientinnen-Umfrage. Forum Deutsche Krebsgesellschaft, 2004; 1.

Sehouli J, Kostromitskaia J, Stengel D et al. (e) Why institutions do not participate in ovarian cancer trials. Results from a survey in Germany. Onkologie (in press).

Siedentopf F, Pachaly J, Kentenich H. Subjektive Krankheitsursachen – Vorstellungen und Körperbeschwerden stationärer gynäkologischer Patientinnen. In: Frick-Bruder V, Kentenich H, Scheele M (Hrsg). Psychosomatische Gynäkologie und Geburtshilfe. Gießen: edition psychosozial 1997; 205–11.

Spliker B. Methods of assessing and improving patient compliance in clinical trials. In: Cramer JA, Spilker B (eds). Patient Compliance in Medical Practice and Clinical Trials. New York: Raven Press 1991; 37–56.
Tausch A. Gespräche gegen die Angst. Hamburg: Rowohlt 1994.
Thornton H. Clinical trials – a brave new partnership. J Med Ethics 1994; 20: 3–4
Tomamichel M, Sessa C, Herzig S et al. Informed consent for phase I studies: Evaluation of quantity of information provided to patients; Ann Oncol 1995; 6: 363–9.
Vandekieft GK. Breaking bad news. Am Fam Phys 2001; 64: 1975–8.
Verband Forschender Arzneimittelhersteller. Arzneimittelgesetz. Stuttgart: Deutscher Apotheker Verlag 1995.
Verheggen F, Jonkers R, Kok G. Patients' perceptions on informed consent and the quality of information disclosure in clinical trials. Patient Educ Couns 1996; 29: 137–53.
Verheggen F, Niemann F, Jonkers R. Determinants of patient participation in clinical studies requiring informed consent: why patients enter a clinical trial. Patient Educ Couns 1998; 35: 11–25.
Wagener T. Patient-physician communication: a clinical's view. Ann Oncol 2000; 11: 57–61.
Wallberg B, Michelson H, Nystedt M et al. Information needs and preferences for participation in treatment decisions among Swedish breast cancer patients. Acta Oncol 2000; 39: 467–76.
Waltz M, Schneider M. Leben mit Krebs: Patientenerfahrung mit ambulanter Nachsorge und individueller Gesundheitsförderung. Köln: Brendan-Schmittmann-Stiftung 1993.
Weltärztebund. Handbuch der Deklarationen. Deutsche Fassung. Selbstverlag 2000.
Whitney HAK, Bloss JL, Cotting CM et al. Medication compliance: a healthcare problem. Ann Pharmacother 1993; Suppl 27: 1–22.
Witte PU et al. (Hrsg). Ordnungsgemäße klinische Prüfung. Berlin: Habrich 1995.

Glossar und Abkürzungsverzeichnis

ADL

Activities of Daily Living

ADR

Adverse Drug Reaction (Nebenwirkung): Eine ADR liegt vor bei Verdacht eines kausalen Zusammenhangs zwischen dem unerwünschten Ereignis und der Medikation, unabhängig von der Dosierung, bzw. wenn dieser nicht ausgeschlossen werden kann. Ein Verdacht besteht, wenn das beobachtete unerwünschte Ereignis mit der Gabe des Arzneimittels in zeitlichem Zusammenhang steht und keine anderen plausiblen Ursachen für dieses Ereignis vorliegen. Hierzu zählen auch Schäden, die durch Missbrauch bzw. Abhängigkeit, Applikationsfehler und Wechselwirkungen mit anderen Arzneimitteln entstanden sind.

AE

Adverse Event (unerwünschte Wirkung): AEs sind alle im zeitlichen Zusammenhang mit der Einnahme eines Medikamentes beobachteten Befindlichkeitsstörungen, subjektiven und objektiven Krankheitssymptome (einschließlich z.B. pathologischer Laborwerte), Erkrankungen sowie Unfälle, unabhängig davon, ob ein Kausalzusammenhang besteht oder nicht.

Amendment

Protokolländerung, die der Ethikkommission vorgelegt werden muss und erst nach deren Zustimmung wirksam wird

AMG

Arzneimittelgesetz

Audit

Inspektion durch den Sponsor oder eine für die Zulassung verantwortliche Behörde (z.B. FDA in den USA)

AWB

Anwendungsbeobachtung

BDSG

Bundesdatenschutzgesetz

BfArM

Bundesinstitut für Arzneimittel und Medizinprodukte (www.bfarm.de)

BOB

Bundesoberbehörde BfArM oder PEI

CANDA

Computer-assisted New Drug Application

Compliance

Bereitschaft des Patienten, eine medizinische Empfehlung zu befolgen

Coordinating Committee

Ausschuss, den ein Sponsor zur Koordinierung einer Multicenterstudie einrichten kann

CPMP

Committee for Proprietary Medical Products (europäischer Arzneispezialitätenausschuss)

CR

Complete Response (komplettes Ansprechen, Verschwinden aller Erkrankungsmerkmale)

CRF

Case Report Forms (Dokumentationsbögen)

CRO

Contract Research Organization: Auftragsforschungsinstitute, die für pharmazeutische Unternehmen klinische Studien durchführen (z.B. Projektplanung, Dokumentation, Auswertung)

CS & E

Clinical Safety and Epidemiology

CTC

Common Toxicity Criteria

CV

Curriculum vitae (Lebenslauf)

DLT

Dose Limiting Toxicity (dosislimitierende Nebenwirkung, z.B. neutropenisches Fieber)

Drop-down-Menue

Elektronisch hinterlegte Auswahlliste (Menü) einer bestimmten Variable (z.B. Nebenwirkung: Anämie, Alopezie etc.)

ECOG

European Cooperative Oncology Group

EK

Ethikkommission

EMEA

European Medicine Evaluation Agency (Europäische Arzneimittelbehörde für die Zulassung von Arzneimitteln, die mithilfe biotechnologischer Verfahren hergestellt werden)

EU-DIR

EU-Direktive zu klinischen Prüfungen

EUDRA

Europäische Arzneimittelbehörde (www.eudra.org)

FDA

Food and Drug Administration (verantwortlich für die Zulassung von Medikamenten in den USA)

FI

Fachinformation

FSR

Final Study Report (Abschlussbericht zur Studie)

GCP

Good Clinical Practice (internationale Leitlinien für die Durchführung von klinischen Studien zur Sicherstellung der Patientenrechte und Pflichten des Studienzentrums)

GCRP

Good Clinical Research Practice (UK)

GLP

Good Laboratory Practice Regulations (international anerkannte Leitlinien für die Anlage und Durchführung von Versuchen in Laboratorien)

GMP

Good Manufacturing Practice
(Leitlinien für die Arzneimittelherstellung)

Hard Copy Raw Data

Originalbericht oder -datenträger, dem alle im Dokumentationsbogen erfassten Daten entnommen sind

ICF

Informed Consent Form (Einwilligungserklärung)

ICH

International Conference on Harmonization
(Ausarbeitung von Studienrichtlinien für Europa, USA und Japan, www.ifpma.org/ich1.html)

IDMC

Independent Data-Monitoring Committee
(unabhängiges Datenüberwachungskomitee)

IEC

Independent Ethical Committee (Ethikkommission)

IIT

Investigator Initiated Trial: vom Prüfarzt initiierte Studien; klinische Studien, bei denen der Prüfarzt der Sponsor ist. In der Verantwortung des Prüfarztes liegt dabei auch, auf die Einhaltung der ethischen und gesetzlichen Grundlagen klinischer Prüfungen zu achten. Pharmazeutische Unternehmen sind an Prüfarzt-initiierten Studien nicht als Sponsoren beteiligt.

INDP

Investigational New Drug Procedures
(IND-Vorschriftsmaßnahmen)

Investigators List

Liste aller Personen, die im Rahmen einer klinischen Prüfung mit der Durchführung der Studie betraut, weisungsbefugt und/oder zeichnungsberechtigt sind

IRB

Institutional Review Board (Ethikkommission)

IST

Investigator Sponsored Trial

ITT

Intention To Treat Analysis: statistische Auswertung aller Patienten bezüglich eines Therapieeffektes (z.B. Verbesserung des Überlebens) unabhängig von der Tatsache, ob die Studienbehandlung verabreicht wurde oder nicht

KKS

Koordinationszentren für klinische Studien

LKP

Leiter der klinischen Prüfung

Monitor

Eine vom Studienleiter oder Sponsor beauftragte Person (selten: mehrere Personen), die das Studienzentrum regelmäßig telefonisch und persönlich kontaktiert und zusätzlich sicherstellen soll, dass alle Formalien der GCP-Leitlinien ordnungsgemäß eingehalten werden

MPG

Medizinproduktegesetz

MTD

Maximum tolerable Dose (maximal tolerierte Dosis, Bestimmung der dosislimitierenden Toxizitäten)

NC

No Change (keine Veränderung des Erkrankungszustandes)

NDA

New Drug Application (FDA)

NED

No Evidence of Disease (kein Hinweis für Vorliegen der aktiven Erkrankung)

Non-Compliance

Verhalten des Patienten, eine medizinische Empfehlung nicht zu befolgen

PD

Progressive Disease (Fortschreiten der Erkrankung)

PEI

Paul-Ehrlich-Institut

PR

Partial Response (partielles Ansprechen der Erkrankung auf die Therapie)

QMB

Quality Management Biostatistics

QoL

Quality of Life (Lebensqualität)

Queries

Rückfragen zur Studie vom Monitor oder Audit an den Prüfarzt

R

Randomisation

RCT

Randomised Controlled Trial

RDC

Remote Data Capture (ermöglicht die direkte – elektronische – Eingabe von Studiendaten, z.B. am PC über das Internet)

REB

Research Ethics Board

SAE

Serious Adverse Events (schwere unerwünschte Ereignisse, die dem Studienleitungszentrum innerhalb von 24 Stunden, dem Sponsor und dem Institut für Arzneimittel innerhalb von 15 Tagen gemeldet werden müssen). Unerwünschte Ereignisse werden in folgenden Fällen als schwerwiegend definiert:

- jeder Todesfall, unabhängig von der Todesursache, der während und innerhalb von 30 Tagen nach Abschluss der protokollgemäßen Therapie auftritt
- lebensbedrohliche Erkrankungen
- Ereignisse, die zu einer permanenten Behinderung führen
- Ereignisse, die eine Hospitalisierung erfordern oder einen Krankenhausaufenthalt verlängern
- sekundäre Malignome
- Überdosierung, die zu Symptomen führt
- Entwicklung eines Medikamentenmissbrauchs oder einer Medikamentenabhängigkeit

SD

Stable Disease (stabiler Erkrankungszustand)

SDV

Source Data Verification/Validation

SmPC

Summary of Product Characteristics (Fachinformation)

SOP

Standard Operating Procedures (detaillierte Angaben des Sponsors zur Durchführung einer Studie in Anlehnung an die GCP-Leitlinien)

Source Data Verification

Vergleich der Originaldaten im Krankenblatt mit den übertragenden Angaben in der Studiendokumentation (CRF)

Source Document

Quelldokument

Steering Committee

Lenkungsausschuss, Beirat einer Studie

Stratifikation

Methode im Design von randomisierten Studien, um bekannte Einflussfaktoren der Erkrankung auf das Primärziel der Studie gleichmäßig auf die einzelnen Therapiearme zu verteilen (z.B. postoperativer Tumorrest beim Ovarialkarzinom); die Stratifikation muss detailliert im Studienprotokoll angegeben sein und wird in der Regel im Einschlussbogen bei der Randomisation abgefragt

TCF

Trial Center File: Gesamtheit aller Unterlagen zur Dokumentation des Studienverlaufs bei dem jeweiligen Prüfarzt, Bestandteil des TMF und besonders für multizentrische Studien zu empfehlen

TIF

Trial Investigator File: Gesamtheit der Unterlagen zur Dokumentation des Studienverlaufs, die nach Studienende vom Prüfarzt (Investigator) 15 Jahre lang aufbewahrt werden müssen

TMF

Trial Master File (Studiendokumentation): Papierausdruck aller Dokumente, die im Verlauf einer klinischen Studie erstellt wurden. Der TMF kann aus zwei verschiedenen Studienordnern bestehen (TCF und TSF), deren Abgrenzung vorher definiert werden sollte.

TOP

Therapieoptimierungsstudie

TSF

Trial Sponsor File: Gesamtheit der Unterlagen zur Dokumentation des Studienverlaufs, die auch nach Studienende aufbewahrt werden müssen

UE

Unerwünschte Ereignisse: Erkrankungen, Krankheitszeichen oder Symptome, die nach Einschluss eines Patienten in die Studie eintreten oder sich verschlechtern; die Ausprägung wird als gering, mäßig, schwer oder lebensbedrohend eingestuft. Für jedes Ereignis ist eine Kausalitätsbewertung bezüglich der Therapie vorzunehmen: kein Zusammenhang, möglicher Zusammenhang, wahrscheinlicher Zusammenhang oder sicherer Zusammenhang

WHO

World Health Organization (Weltgesundheitsorganisation)

Register

Abschlussbesuch 63ff
ADL 260
ADR s. Unerwünschte Arzneimittelwirkungen
Adverse Drug Reaction s. Unerwünschte Arzneimittelwirkungen
Adverse Events s. Unerwünschte Ereignisse
AE s. Unerwünschte Ereignisse
Amendment 45, 260
AMG s. Arzneimittelgesetz
AMG-Novelle 35ff
Anwendungsbeobachtung 22ff, 261
Arbeitsbündnis 117
Arzneimittelgesetz 35ff, 173ff, 260
Ätiologievorstellungen 120
Audit 24ff, 64, 261
Aufklärungsgespräch 14
Aufklärungsstrategien 123ff
Ausschlusskriterien 20
Authentizität 69
AWB s. Anwendungsbeobachtung

BDSG s. Bundesdatenschutzgesetz
Berufsordnung für deutsche Ärzte 38, 227ff
Bestimmungen
- ethische 34
- rechtliche 34
BfArM s. Bundesoberbehörde
BOB s. Bundesoberbehörde
Bundesdatenschutzgesetz 261
Bundesoberbehörde 36, 47f, 261

CANDA s. Computer-assisted New Drug Application
Case Report Forms s. Prüfbögen
Chemotherapie 83ff
Clinical Safety and Epidemiology 262
Committee for Proprietary Medical Products 261
Common Toxicity Criteria 262
Complete Response 262

Compliance 96, 114, 261
- Verbesserung 103
Computer-assisted New Drug Application 261
Contract Research Organization 262
Coordinating Committee 261
Coping 118
CPMP s. Committee for Proprietary Medical Products
CR s. Complete Response
CRF s. Prüfbögen
CRO s. Contract Research Organization
CS & E s. Clinical Safety and Epidemiology
Curriculum vitae 262
CTC s. Common Toxicity Criteria
CV s. Curriculum vitae

Datenmanagement 62, 145
Datenqualität 68
Datenschutz 68ff
Datenschutzgesetz 39
Datenübermittlung 70
- Nicht-Abstreitbarkeit 70
Deklaration von Helsinki 38, 164ff
Desintegration 79
DLT s. Dose Limiting Toxicity
Dokumentation 65ff
- Anforderungen 66
- elektronische 67ff
- Papier- 67ff
Dose Limiting Toxicity 262
Drop-down-Menue 262
Drug Accountability 63

ECOG s. European Cooperative Oncology Group
Einschlusskriterien 20
Einwilligungserklärung 158ff, 264
Ethikantrag 152ff
Ethikkommission 20, 35, 263, 265
- Anrufung 44ff
Ethikvotum 41

EU-DIR 263
EUDRA s. Europäische Arzneimittelbehörde
Europäische Arzneimittelbehörde 263
Europäischer Arzneispezialitätenausschuss
s. Committee for Proprietary Medical Products
European Cooperative Oncology Group 263

FDA s. Food and Drug Administration
Feasibility s. Machbarkeit
Final Study Report 263
Förderer 37, 40
Food and Drug Administration 263
FSR s. Final Study Report

GCP s. Good Clinical Practice
GCP-Leitlinien 34, 35ff
GCRP s. Good Clinical Research Practice
Genehmigung
- explizite 36, 41
- implizite 36, 41
Gesprächsführung 90ff
GLP s. Good Laboratory Practice Regulations
GMP s. Good Manufacturing Practice
Good Clinical Practice 22ff, 34, 264
- Verordnung über die Anwendung bei der Durchführung von klinischen Prüfungen mit Arzneimitteln zur Anwendung am Menschen 193ff
Good Clinical Research Practice 264
Good Laboratory Practice Regulations 264
Good Manufacturing Practice 31, 264
Gute Herstellungspraxis s. Good Manufacturing Practice

Hard Copy Raw Data 264
Hauptansprechpartner 82
Hauptprüfer 37, 40
Health belief model s. Laienhypothese

ICF s. Einwilligungserklärung
ICH s. International Conference on Harmonization

ICH-GCP s. GCP-Leitlinien
IDMC s. Independent Data-Monitoring Committee
IEC s. Ethikkommission
IIT s. Investigator Initiated Trial
Independent Data-Monitoring Committee 265
Independent Ethical Committee s. Ethikkommission
INDP s. Investigational New Drug Procedures
Informed Consent Form s. Einwilligungserklärung
Initiierungsbesuch 59
Inspektion s. Audit
Institutional Review Board s. Ethikkommission
Integrität 70
Intention To Treat Analysis 266
International Conference on Harmonization 264
Investigational New Drug Procedures 265
Investigator Brochure 44
Investigator Initiated Trial 265
Investigator Sponsored Trial 265
Investigators List 265
IRB s. Ethikkommission
IST s. Investigator Sponsored Trial
ITT s. Intention To Treat Analysis

KKS s. Koordinationszentren für klinische Studien
Kommunikation 75ff, 134f
- nonverbale 80
- praktische Regeln für das Aufklärungsgespräch 118ff
Kommunikationstraining 114
Komplettes Ansprechen s. Complete Response
Koordinationszentren für klinische Studien 266
Krankheitsbewältigung
- aktive 76
- passive 76
Krankheitstheorien
- subjektive 84ff

Laienhypothese 84
Leiter der klinischen Prüfung 32, 37, 40, 266
LKP s. Leiter der klinischen Prüfung

Machbarkeit 20
Maximum tolerable Dose 266
Medizinproduktegesetz 266
Monitor 23, 52, 266
Monitoring 23f, 137, 269
Monitoring Visit 59f
Motivation 92, 127
- Mitarbeiter 135
MPG s. Medizinproduktegesetz
MTD s. Maximum tolerable Dose

NC s. No Change
NDA s. New Drug Application
Nebenwirkungen s. Unerwünschte Arzneimittelwirkungen
NED s. No Evidence of Disease
New Drug Application 267
No Change 266
No Evidence of Disease 267
Non-Compliance 96, 102, 267
Nutzungsfestlegung 71

PAO s. Prüfarztordner
Patienteninformation 153ff
PD s. Progressive Disease
PEI s. Bundesoberbehörde
Phase-I-Studie 20
Phase-II-Studie 20
Phase-III-Studie 20
Phase-IV-Studie 21
Pre-Study Contact 58ff
Pre-Study Visit 58ff
Probandenversicherung 26
Progressive Disease 267
Prüfarzt 25ff
- Aufgaben 29ff
- Verantwortungsbereich 29ff
Prüfarztordner 57f, 270
Prüfbögen 28, 262
Prüfer 37

Prüfplan s. Studienprotokoll
Prüfpräparate 31ff
Prüfstelle 45
Prüfsubstanz 20
Prüfung
- klinische, Grundsätze für die ordnungsgemäße Durchführung s. Good Clinical Practice
- multizentrische 46f

QMB s. Quality Management Biostatistics
QoL s. Quality of Life
Qualitätssicherung 12, 142, 145
Quality Management Biostatistics 267
Quality of Life 267
Quelldatenvergleich 60ff
Query 137ff, 267
- Management 137ff

Randomisation 267
Randomised Controlled Trial 268
Rationale
- wissenschaftliche 20
RCT s. Randomised Controlled Trial
RDC s. Remote Data Capture
REB s. Research Ethics Board
Remote Data Capture 268
Research Ethics Board 268
Revisionsfähigkeit 69
Rückfrage s. Query

SAE s. Unerwünschte Ereignisse, schwere/schwerwiegende
Schweigepflicht
- ärztliche 39
»Schwieriger Patient« 109 ff
SD s. Stable Disease
SDV s. Source Data Verification
Selbstbestimmungsrecht 102
Serious Adverse Events s. Unerwünschte Ereignisse, schwere/schwerwiegende

SOP s. Standard Operating Procedures
Source Data Verification s. Monitoring
Source Document 269
Sponsor 40
Stable Disease 268
Standard Operating Procedures 52ff, 269
Steering Committee 269
Strahlentherapie 83ff
Stratifikation 269
Studie 20
- Abbruch 95ff
- Nichtteilnahme 95ff
Studienassistentin s. Study Nurse
Studiendokumentation 65ff
Studienmanagement 132ff
Studienprotokoll 20
Studienschwester s. Study Nurse
Studienteam 27
Study Nurse 32, 140ff
- Qualifizierung 142ff
SUE s. Unerwünschte Ereignisse, schwere/schwerwiegende

TCF s. Trial Center File
Therapieoptimierungsstudie 26, 270
TIF s. Trial Investigator File
TMF s. Trial Master File
TOP s. Therapieoptimierungsstudie
Transparenz 12
Trial Center File 269
Trial Investigator File s. Prüfarztordner
Trial Master File 270
Trial Sponsor File 270
TSF s. Trial Sponsor File

UE s. Unerwünschte Ereignisse
Überwachungsbehörden 48ff
Unerwünschte Arzneimittelwirkungen 56, 260

Unerwünschte Ereignisse 55, 260, 270
- bekannte 55
- schwere/schwerwiegende 55, 56, 268
- unerwartete 55, 56
- unerwünschte 56

Validität 70
Verfügbarkeit 70
Vertraulichkeit 69
Vorlageverfahren 41

Weltgesundheitsorganisation 270
WHO s. Weltgesundheitsorganisation
World Health Organization s. Weltgesundheitsorganisation

Zentrumsinitiierung 58ff
Zurechenbarkeit s. Authentizität